食事を変えれば今よりキレイになれる

手抜きでも体が整い、美肌になる食事術

みわ

KADOKAWA

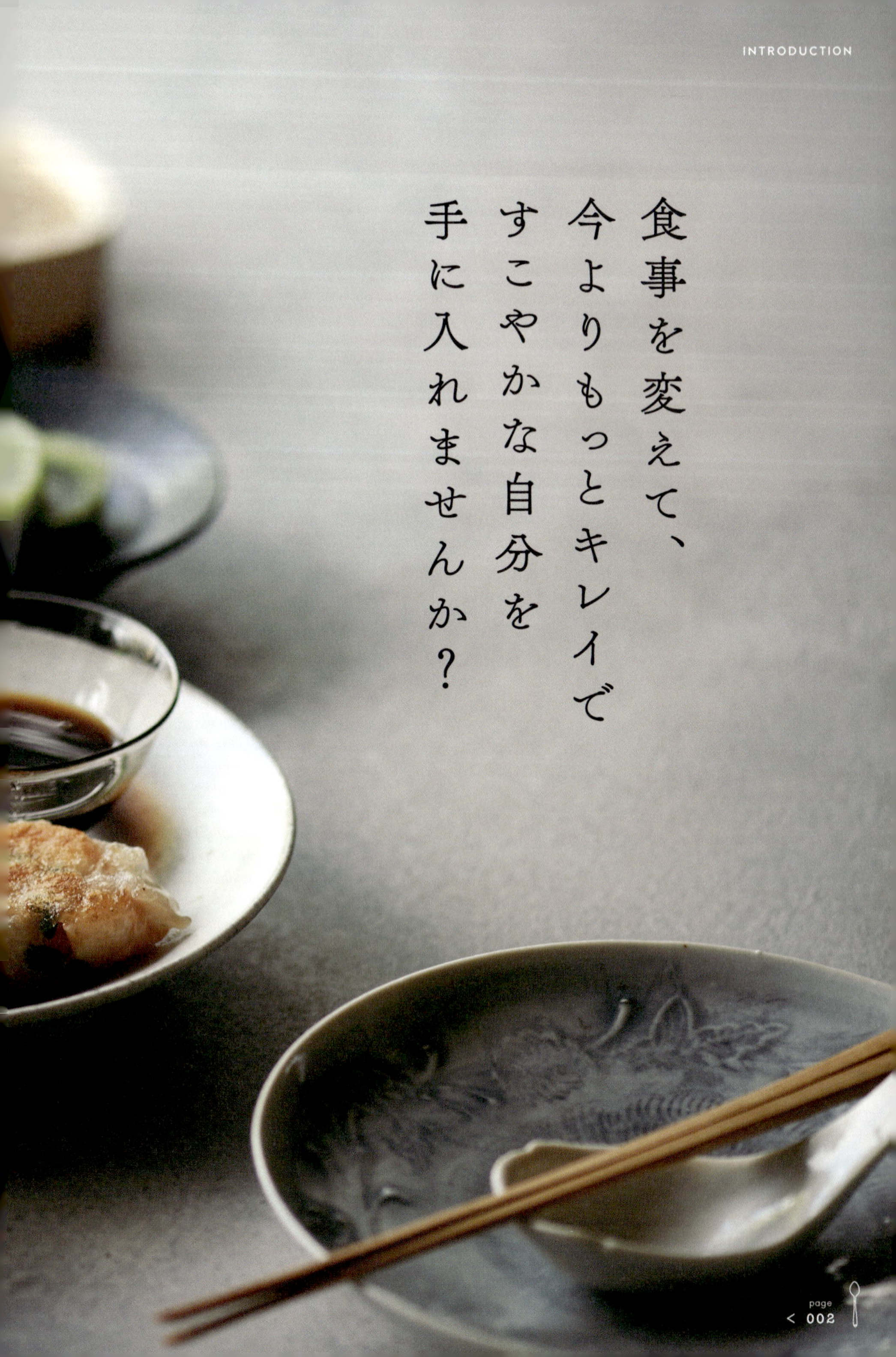

食事を変えて、
今よりもっとキレイで
すこやかな自分を
手に入れませんか？

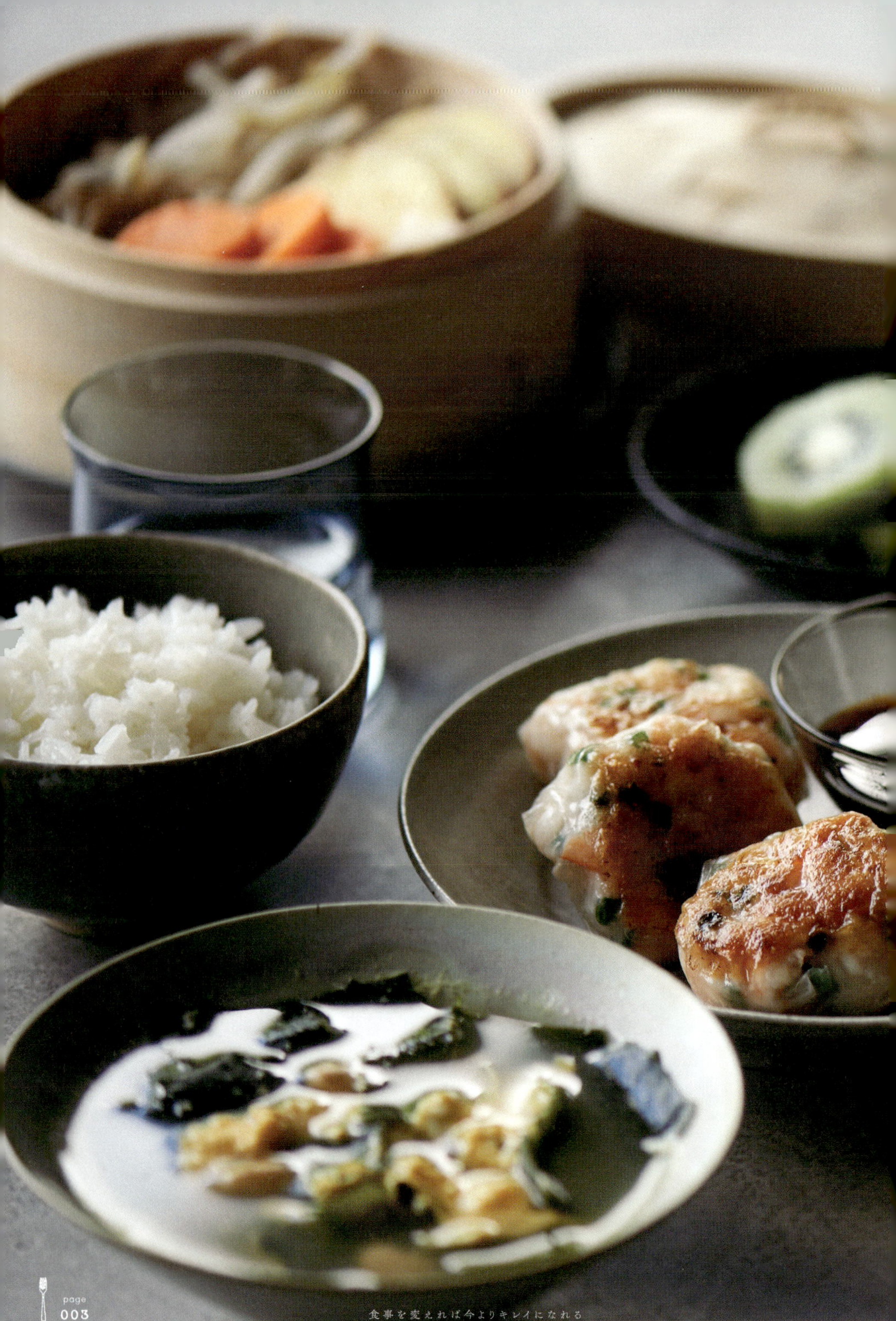

キレイになれる献立って、どんな食事？

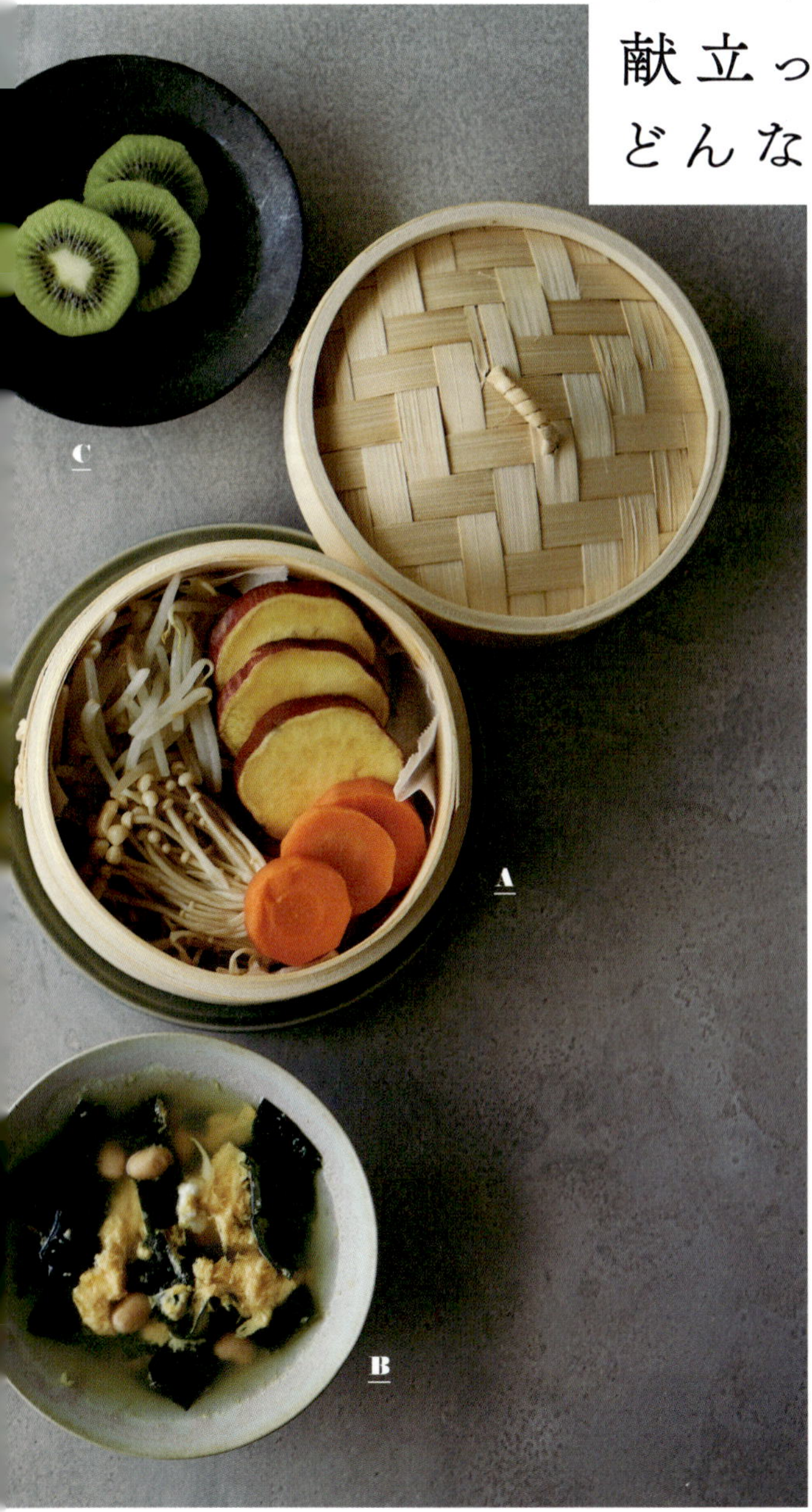

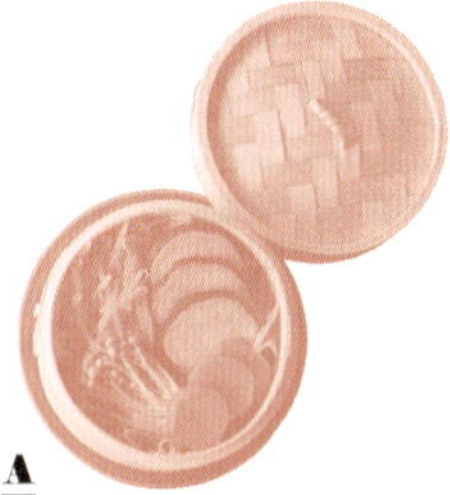

A

毎食プラスしたいいも類と野菜類

良質な炭水化物源であるいも類、ビタミン・ミネラル摂取に欠かせない緑黄色野菜は、毎食プラスしたい食品。まとめてせいろ蒸しにすると、彩りがよく調理も簡単です。調味料で味変すれば、マンネリも防げます。

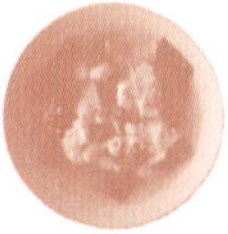

B

汁物を毎食加えれば簡単に栄養が摂れる

野菜に加えて海藻やきのこ類などを簡単に摂るには、汁物がおすすめ。水溶性ビタミンも汁ごと摂れるので効率的です。忙しい、または料理が苦手でたくさんの食材を使いこなせないという方は、毎食汁物に頼ってもOK！

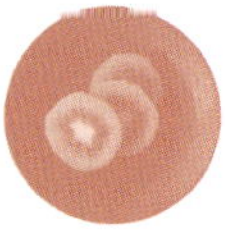

C

適量なら太らない！ 果物で健康度アップ

甘いので「太る」「血糖値が上がる」と思われがちな果物ですが、1日200～300gを目安にすれば、生活習慣病の予防に役立つことがわかっています。ビタミンや食物繊維も摂取できるので、積極的にプラスして。

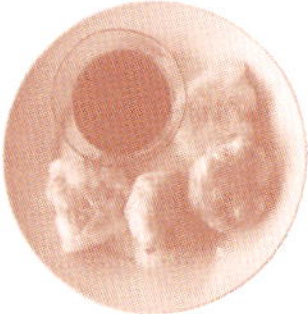

D

主菜にはなるべく 油を使うのを控える

たんぱく質や脂質を適切に摂るため、主菜は抜かないのがベター。ただし、揚げ物やムニエルなど脂質過多なメニューは控えましょう。調理法は蒸す・煮る・焼くなど。食材は脂質の少ない魚介や鶏肉がおすすめです。

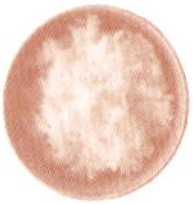

E

カロリーと栄養バランス 両面から必要なご飯

1日に必要な摂取カロリーを効率よく確保するため、そしてPFCバランス（P30）を整えるため、ご飯は毎食抜かずに食べます。目安量は、お茶碗にたっぷり1杯です。急に増やさず、体調を見ながら少しずつ増やしましょう。

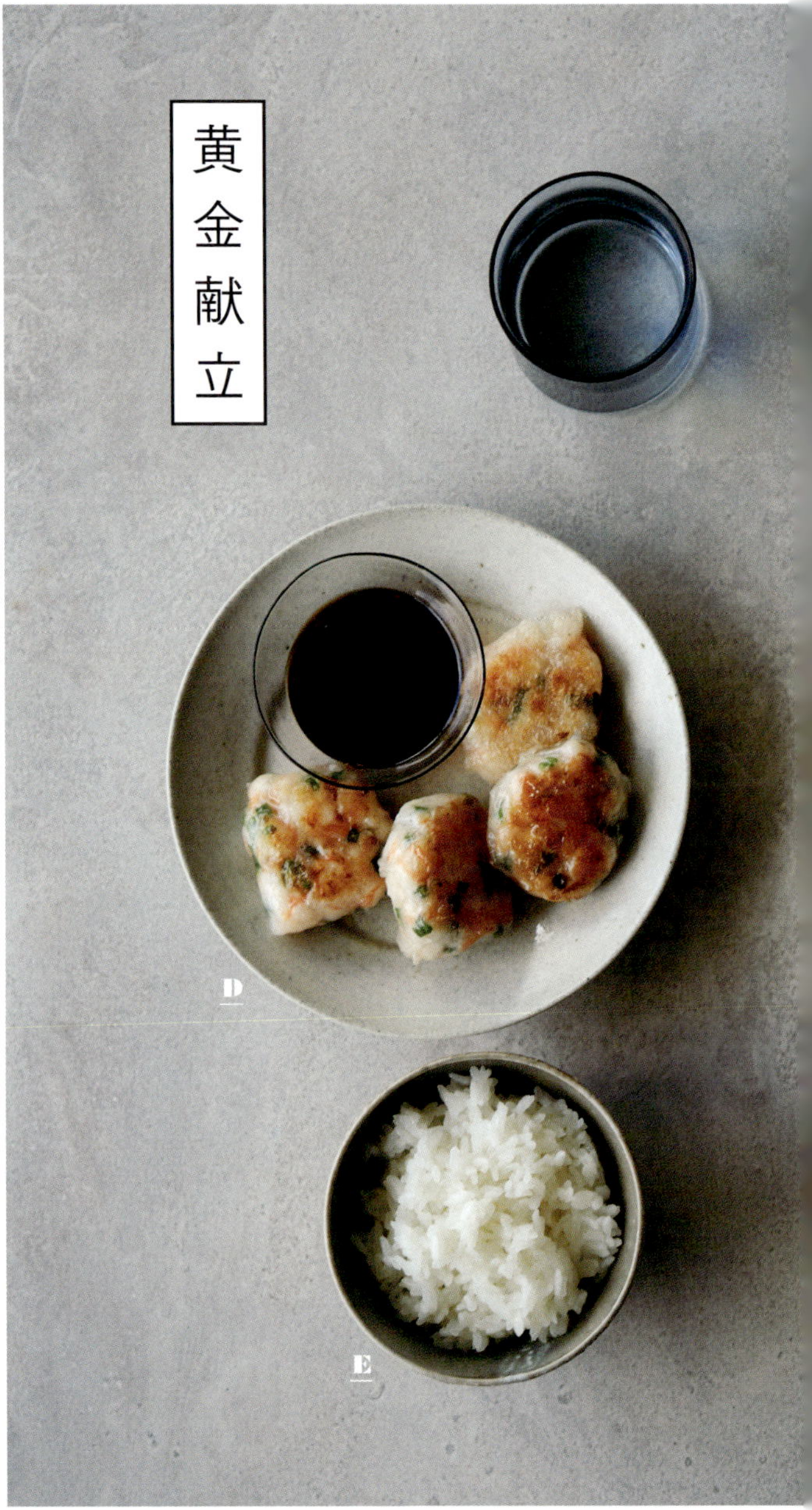

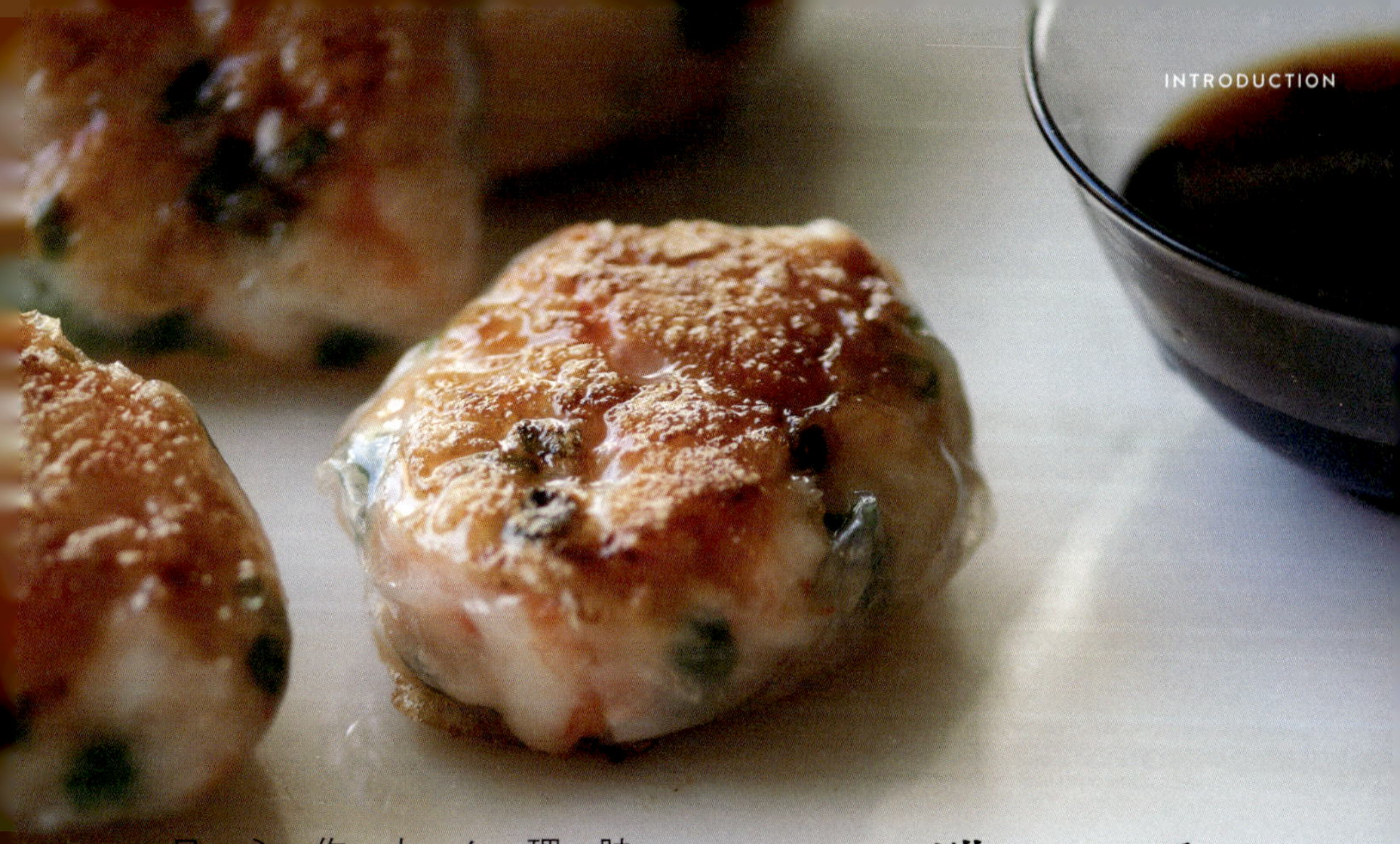

手抜きに見えない一皿で、心も体も満たしてあげる

「忙しいから、料理は簡単に作れるものばかり。でもその分、見映えがしなくて地味なのが不満……手間をかけずに、おしゃれな料理を作りたい！」そんな方にぜひおすすめしたい、超簡単・えびまんじゅうです。ライスペーパーは、水で戻してきれいに巻く手間が大変そうに思われがちですが、まんじゅう形なら誰でも簡単に形を作れます。もちろん、おいしくて見た目も華やか！　体だけでなく心まで満たされるおしゃれなレシピがレパートリーに加われば、毎日の食事はもっと豊かに楽しくなります。

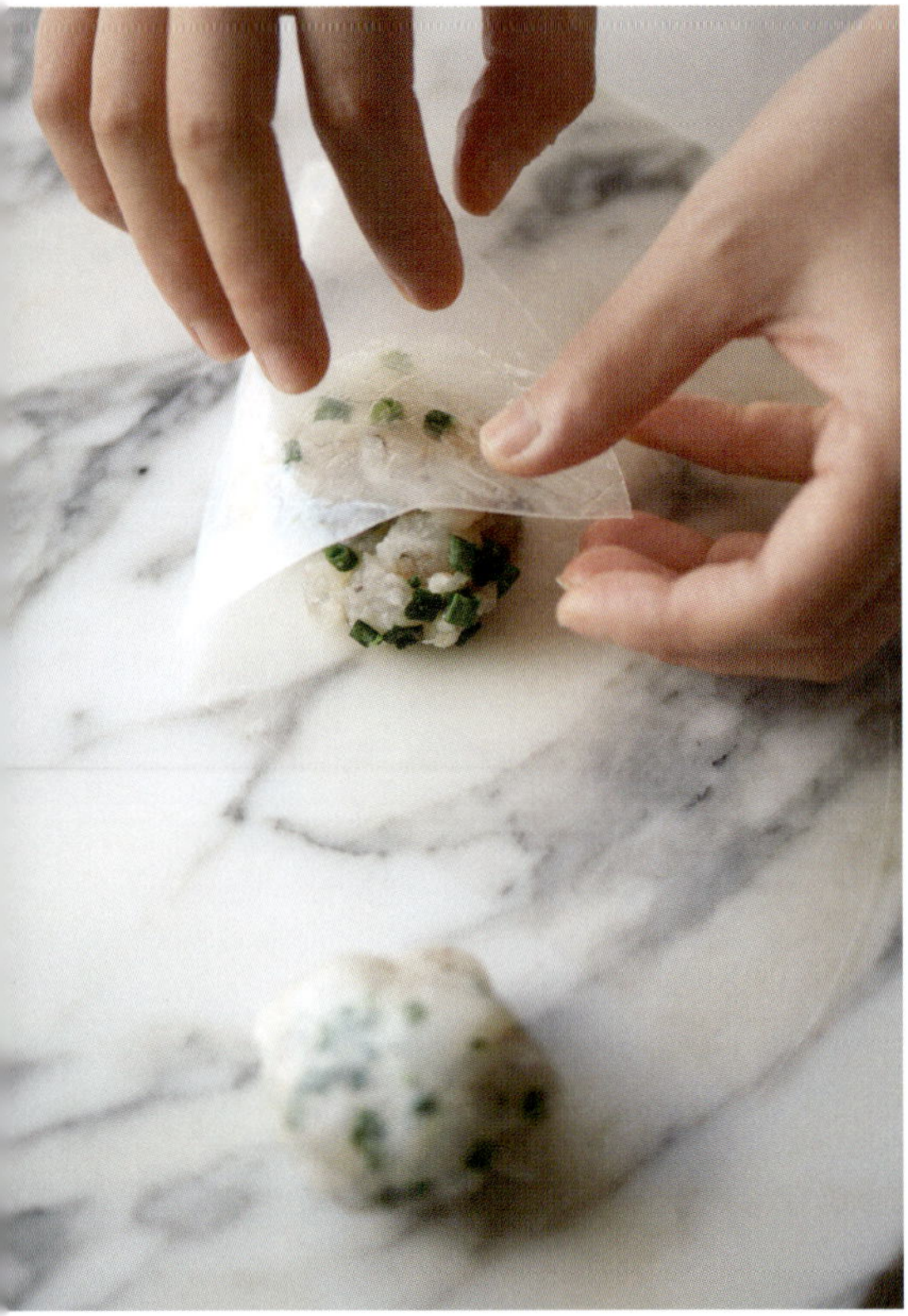

Recipe / 01

えびまんじゅう

材料 2人分

えび(殻つき)……4尾(50〜60g)

A
- 青ねぎ(小口切り)……20g(お好みの量)
- おろしにんにく(市販品でも可)……小さじ1
- 塩……少々
- 米粉または片栗粉……小さじ1

ライスペーパー……2枚

油……大さじ1

【タレ】

ポン酢醤油……大さじ1

はちみつ……小さじ1

七味、一味、柚子胡椒などの薬味……適量

作り方

1. ボウルにタレの材料を入れ、混ぜる。
2. えびは背わたを取って殻をむき、別のボウルに入れる。片栗粉（分量外）を揉み込み、よく洗って水気を拭き取る。
3. 2をぶつ切りにし、Aとともにボウルに入れ、よく揉み込む。
4. ライスペーパーは水で濡らし、包丁で半分に切り、3を1/4量ずつのせて包む。
5. フライパンに油をひき、中火で両面をカリッと焼き上げる。
6. 5を器に盛り、1のタレを別の器に入れて添える。

ライスペーパーで具を包む際は、水で戻しきらずにかための状態で包むと扱いやすい。包んでしばらく経つとやわらかくなる。

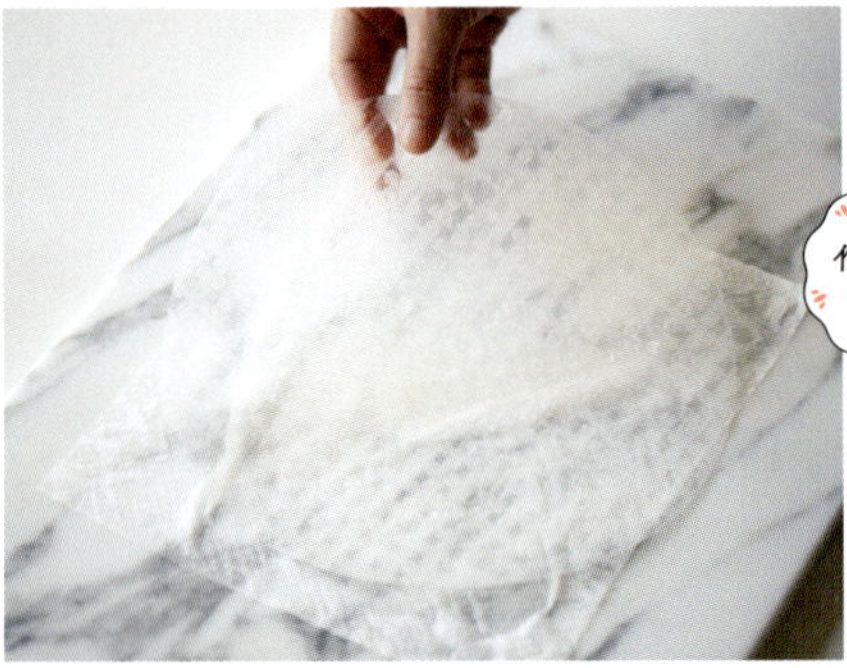

作り方のコツ

水に濡らしたライスペーパーがまな板に貼り付く場合は、手を濡らした状態で、まな板の上に濡らしたペーパータオルを敷き、その上で作業するとよい。包み終えたものも、ペーパータオルの上に置く。

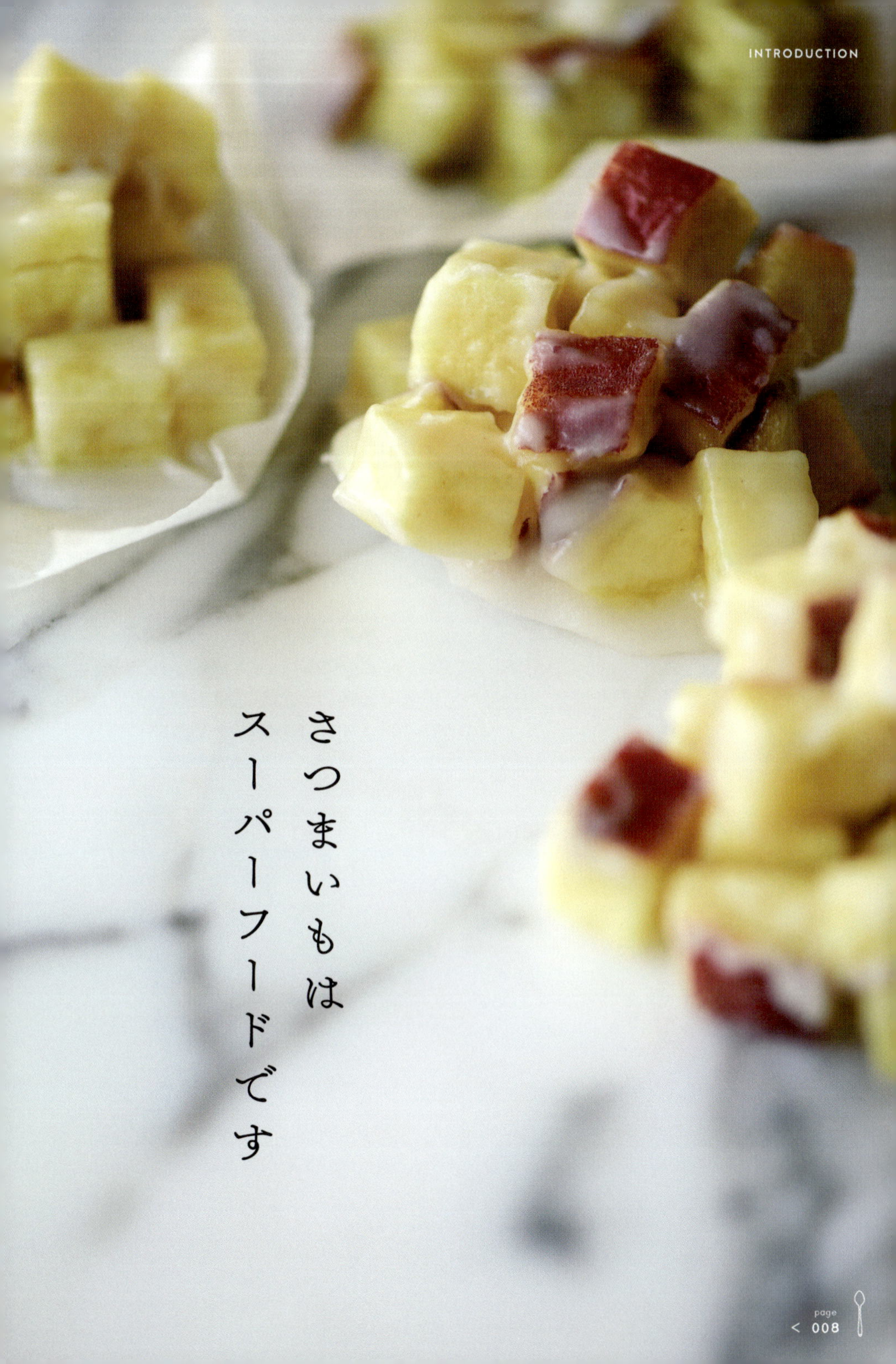

さつまいもは
スーパーフードです

栄養バランスが崩れがちで、腸内環境もイマイチ……という現代女性におすすめのスーパーフードといえば、さつまいも！

糖質と一緒に、豊富なビタミン・ミネラル・食物繊維を摂れるさつまいもをもっと気軽に食べてほしい。そんな願いから生まれた、「材料はほぼさつまいも」のレシピです。つなぎには米粉を使っており、小麦粉のグルテンが気になる方も安心。あえて皮をむかずに、色味と栄養素を残しているのもひそかなポイントです。

ナチュラルでヘルシーなおやつを、小さなお子さんともぜひご一緒にどうぞ。

Recipe／02

さつまいもまんじゅう

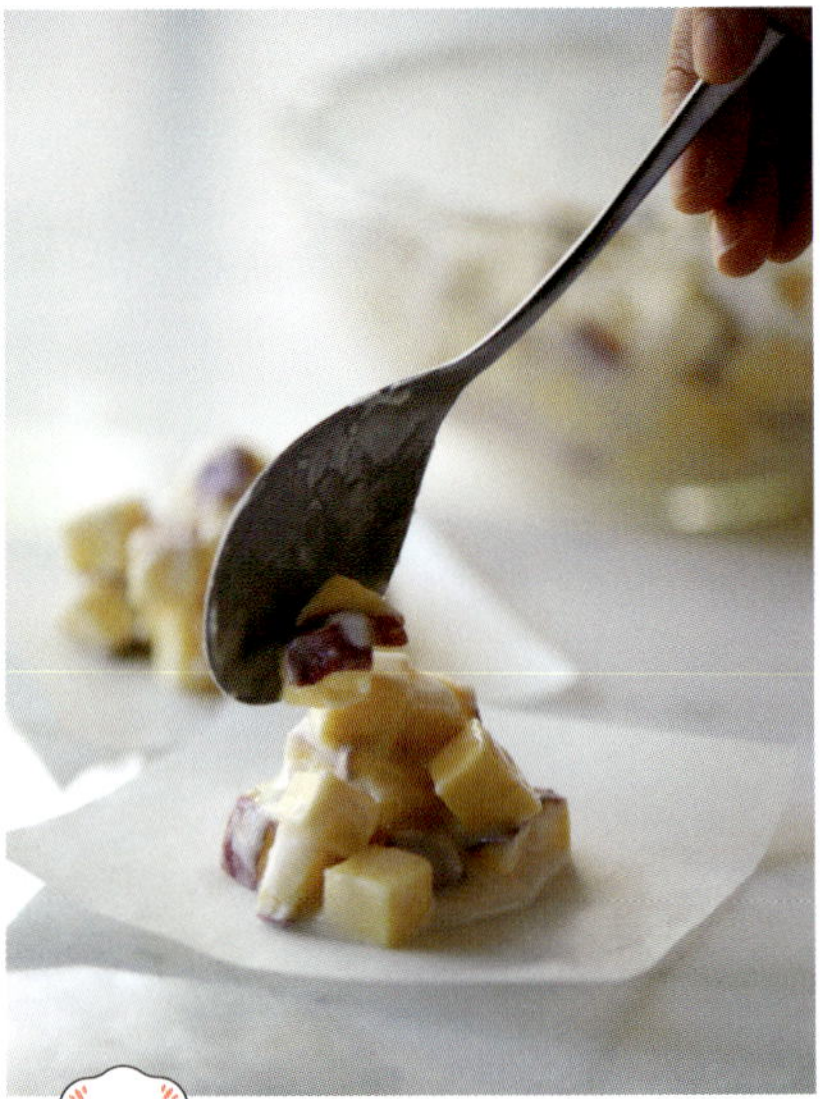

材料 6個分

さつまいも……1本（250～280g）
砂糖（ほかの甘味料でも可）……25g
塩……ひとつまみ
米粉……50g

作り方

1. さつまいもはよく洗い、1cm角に切る。
2. 1をボウルに入れ、砂糖と塩を加えてよく混ぜ、15分寝かせる。
3. 水分が出てきたら、米粉を入れて混ぜ合わせる。まとまりにくい場合は水適量（分量外）を少しずつ足す。
4. 12～15cm角の正方形に切ったクッキングシート6枚にそれぞれ3を1/6量ずつのせる。
5. 4を蒸気の上がったせいろに入れ、さつまいもが十分やわらかくなるまで中火で10分ほど蒸す。

作り方のコツ

3のたねをクッキングシートにのせる際は、大きめのスプーンを使うと作業しやすい。高さを出すようにして盛ると、見た目よく仕上がる。

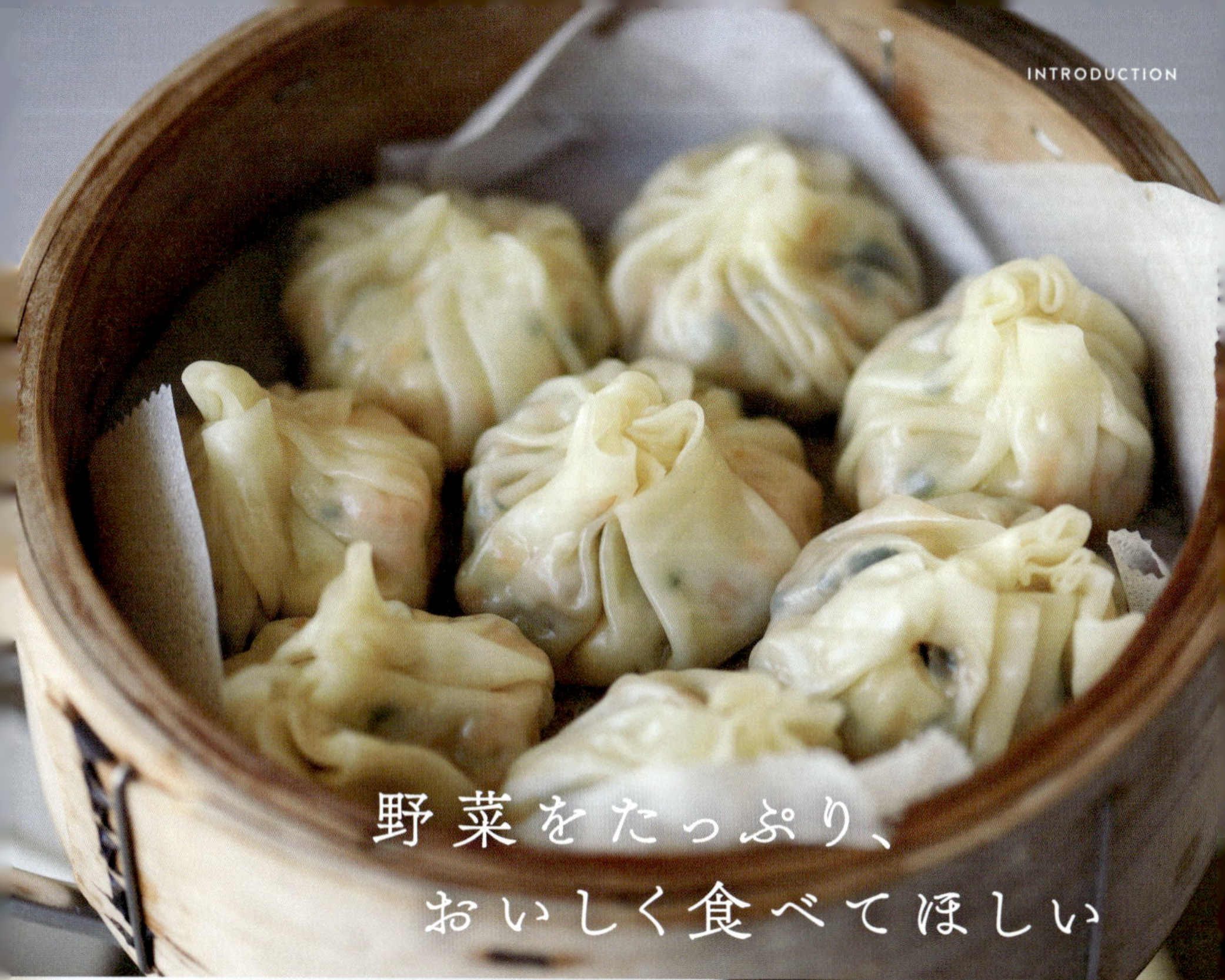

野菜をたっぷり、おいしく食べてほしい

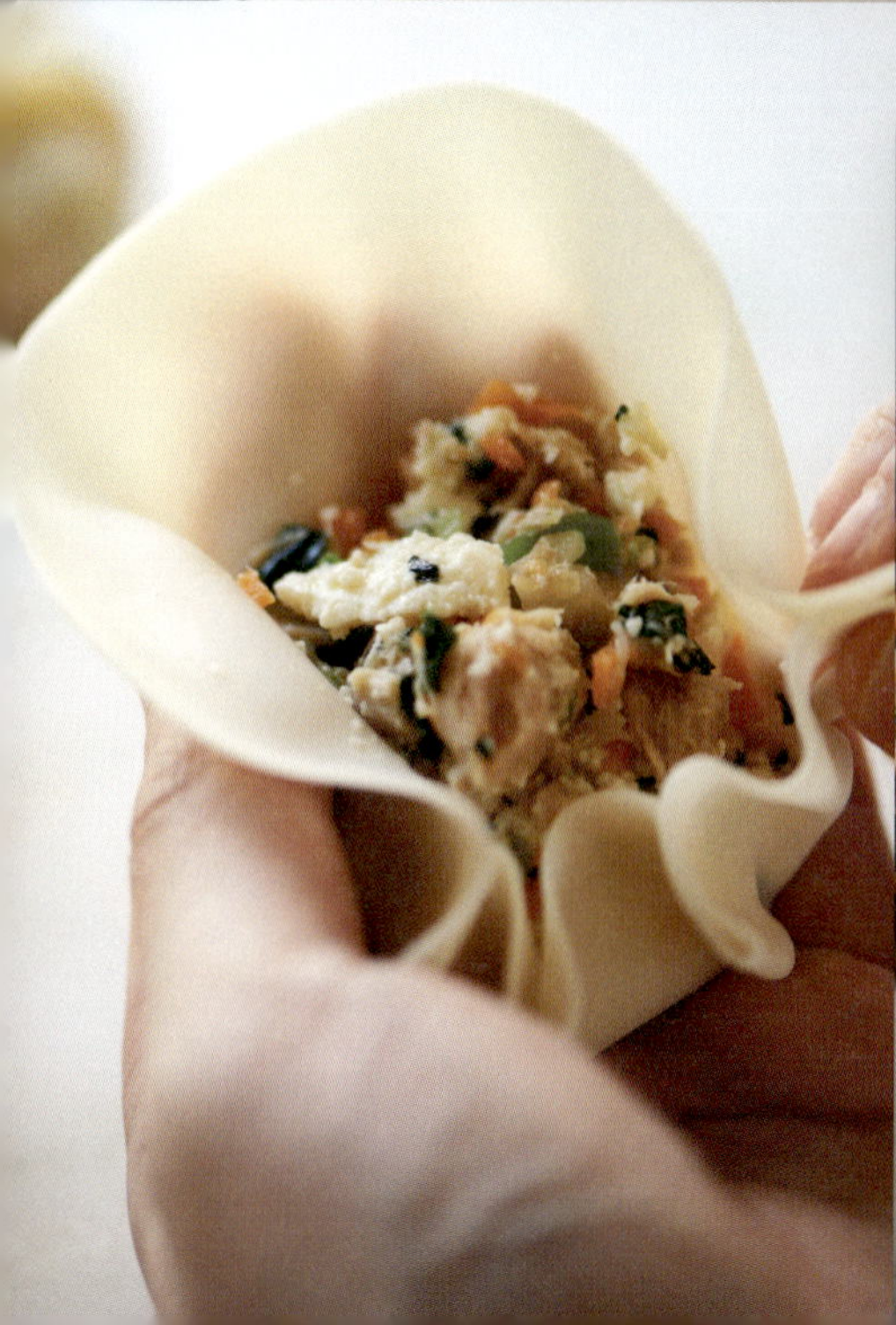

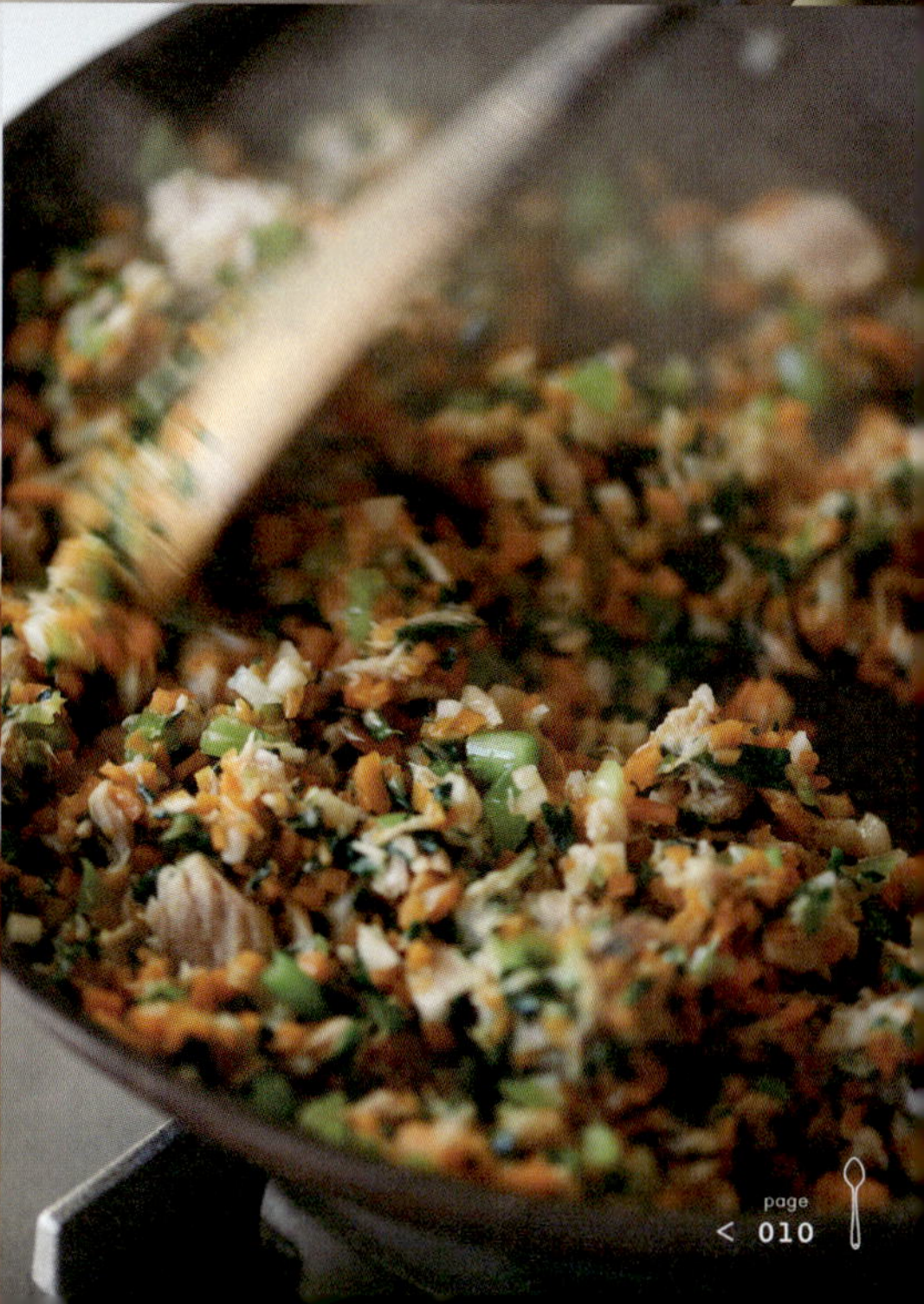

野菜はそのままだとかさが大きくて食べにくかったり、食べ方が限られて飽きてしまったりと、気づけば不足しがち。そこで、子どもも大人も大好きな餃子に、野菜をたっぷり入れました。

不足しがちなビタミンを摂れるにんじんと小松菜、食物繊維が豊富なれんこんを、全部小さく刻むだけ。つなぎには豆腐を使い、蒸して仕上げるので脂質も控えめです。ツナ缶なのに、肉餃子のような満足感！「子どもが野菜を食べてくれない」「餃子は大好きだけど油が気になる」というお悩みをまとめて解消できますよ。

Recipe／**03**

蒸し野菜餃子

材料 2人分

絹豆腐	1丁（300g）	れんこん	約50g
餃子の皮（大）	25枚	ツナ缶（水煮）	1缶
小松菜	2束	白だし	大さじ1
にんじん	1/2本	醤油麹	小さじ2 （なければ醤油小さじ1で代用）

作り方

1. 豆腐はキッチンペーパーに包み、水気を軽く切る。
2. 餃子の皮をめん棒などでなるべく薄く伸ばす。
3. 野菜類をすべて細かく切る。
4. フライパンに薄く油（分量外）をひき、中火でにんじん、れんこんを炒める。小松菜、缶汁を切ったツナを加え、全体に火が通ったら、白だし、醤油麹で味付けする。
5. **4**の粗熱を取り、豆腐と混ぜ合わせる。
6. **5**を餃子の皮で包む（右ページ左下写真参照）。
7. せいろにクッキングシートを敷き、餃子をのせる。中火で5分ほど蒸す。

※ せいろから取り出すときは、
皮が破れないように優しく丁寧に取り出す。

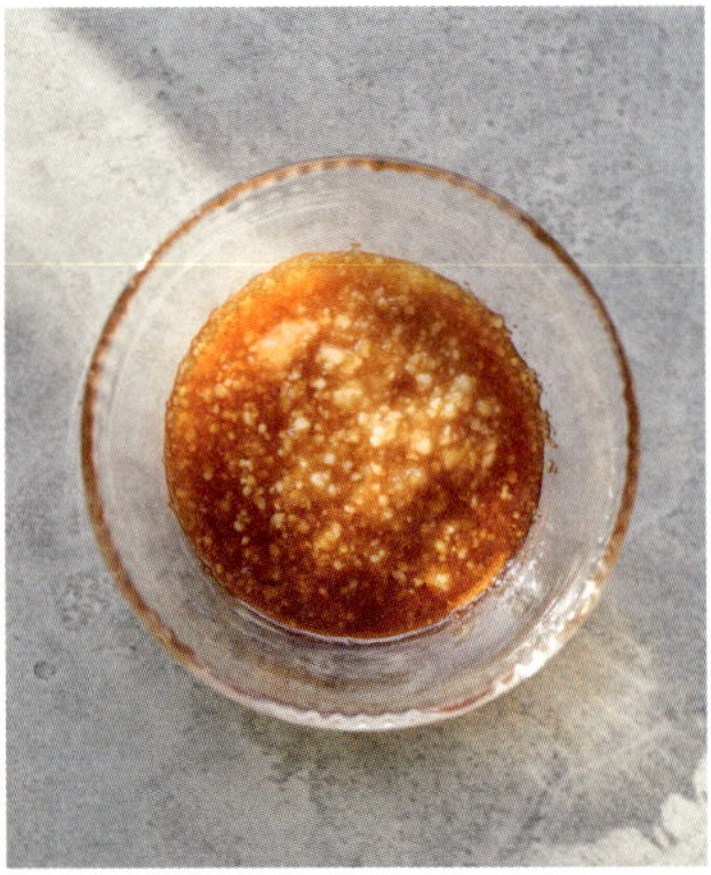

蒸し野菜餃子のタレは、醤油大さじ1に玉ねぎ麹（P114）大さじ1を合わせたものや、醤油と酢を大さじ1ずつ（あれば豆板醤小さじ1を加える）を合わせたものがおすすめ。

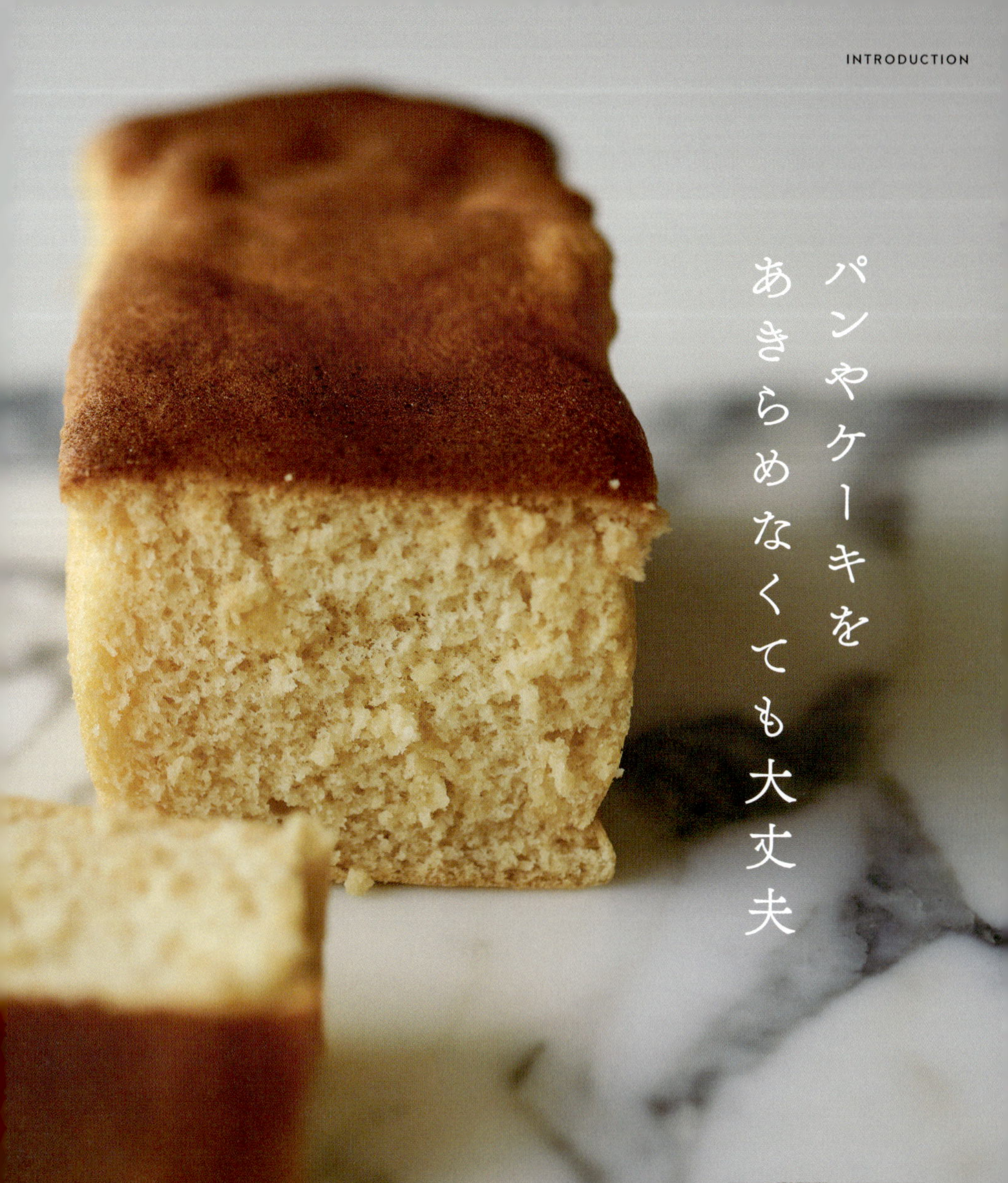

パンやケーキを あきらめなくても大丈夫

作り方のコツ

1、2の工程では、写真のように卵液がもったりとして、3倍ほどの分量になるまでしっかりと混ぜる。

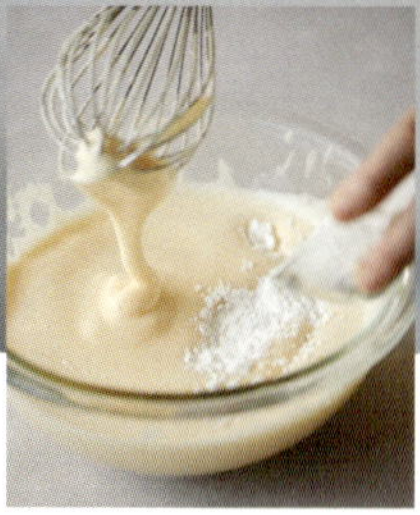

アトピーのある息子がいる我が家は、家では基本的にグルテンフリー生活です。でも、おいしいパンやケーキも食べさせてあげたくて、米粉を使ったスポンジケーキを作りました。

材料は、米粉のほかには卵とはちみつだけ。生地をふくらませるのは難しそうに思われがちですが、「卵がもったりと泡立つまでしっかり混ぜる」ことさえ守ればOK。ベーキングパウダーなしでもフカフカの焼き上がりに、思わず感動です。「ケーキをヘルシーに楽しみたいけれど、手作りはハードルが高いかも」という方も、ぜひ作ってみてください。

Recipe／04

米粉スポンジケーキ

材料 10cm×18.7cm×4.8cmのパウンドケーキ型1台分

卵……2個
はちみつ(砂糖などでも可)……30g
米粉(製菓用)……40g

作り方

下準備：オーブンを170度に予熱しておく。卵を常温に戻す。

1. 卵をボウルに割り入れ、湯煎にかけながら、ハンドミキサーで3～4分間、3倍ほどの分量になるまでしっかりと混ぜる(右写真参照)。
2. はちみつを入れ、さらに混ぜる。
3. 米粉を入れ、泡をつぶさないよう、へらで切るように混ぜる。
4. 生地につやが出てきたら、クッキングシートを敷いたパウンドケーキ型に流し込む。
5. 170度のオーブンで15分焼く。

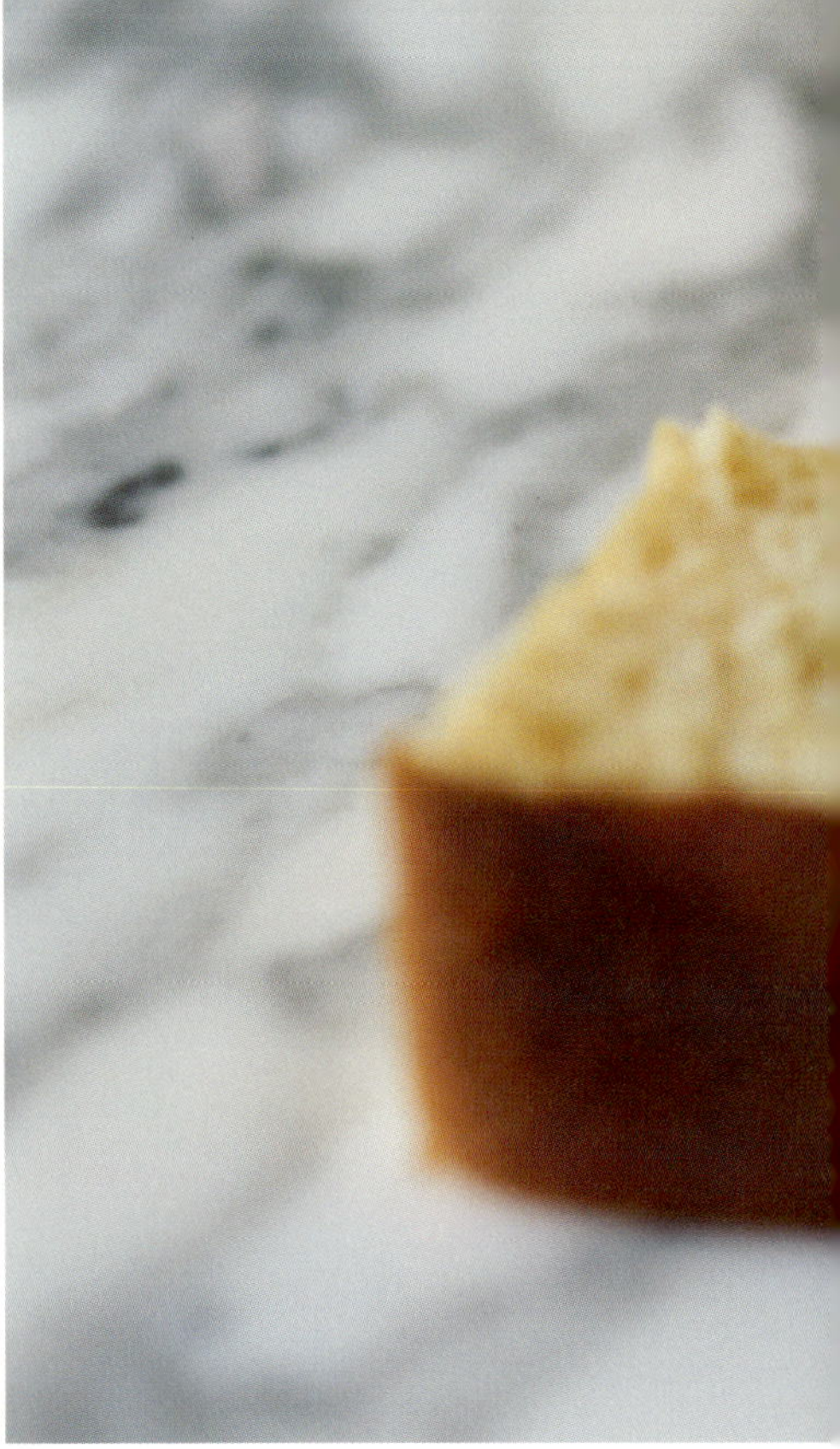

1日1回、魚を食べてほしい

美肌と健康のために、1日1回は摂っていただきたい魚。でも、おろしたり焼いたりとしっかり調理するのは大変ですよね。そこで、開けてすぐ食べられるさば缶を使った一品をご提案！　カットしたトマトとレモンを混ぜてレンジでチンするだけで、彩り鮮やかなさっぱりおかずができあがります。DHA、EPA、ビタミンDなど魚の栄養をたっぷり摂れるほか、トマトに含まれるリコピンは美肌作りにも効果的。「さば缶はストックしているけれど、活用しきれずマンネリになりがち」という方のレパートリーにもおすすめです。

Recipe／**05**

さっぱりさば缶

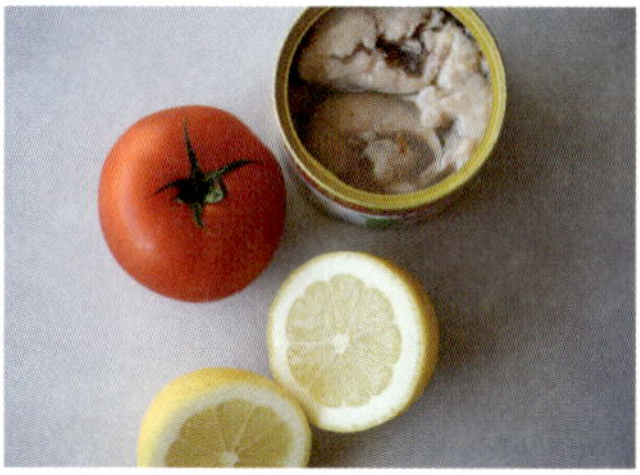

トマトのうま味、レモンの酸味がポイントになる一皿。本当に簡単なので、忙しい平日の夜の主菜にぴったり。さば缶は食べ飽きた……という方にもぜひ試してほしいレシピ。

材料　2人分

トマト(大)	1/2個
レモン	1/2個(お好みの量)
さば缶(水煮)	1缶(汁ごと使用)
酒	大さじ1
醤油	小さじ1

作り方

1. トマトは一口大に切る。レモンは、いちょう切りにする。
2. 材料をすべて耐熱ボウルに入れて混ぜ、ラップをかけて電子レンジ（600W）で約2分加熱する。器に盛る。

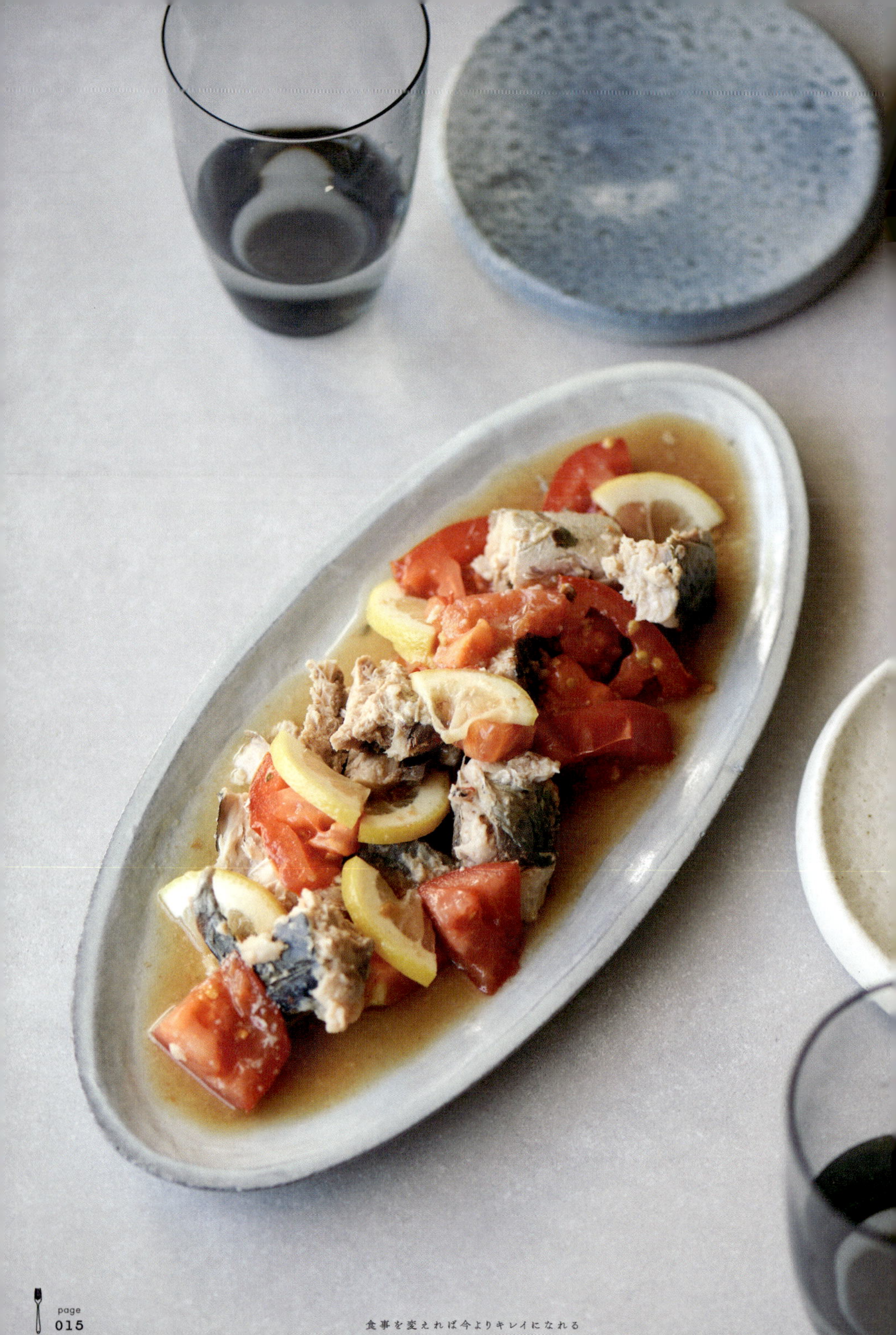

いつもの調味料も自家製で もっとおいしく、美しく

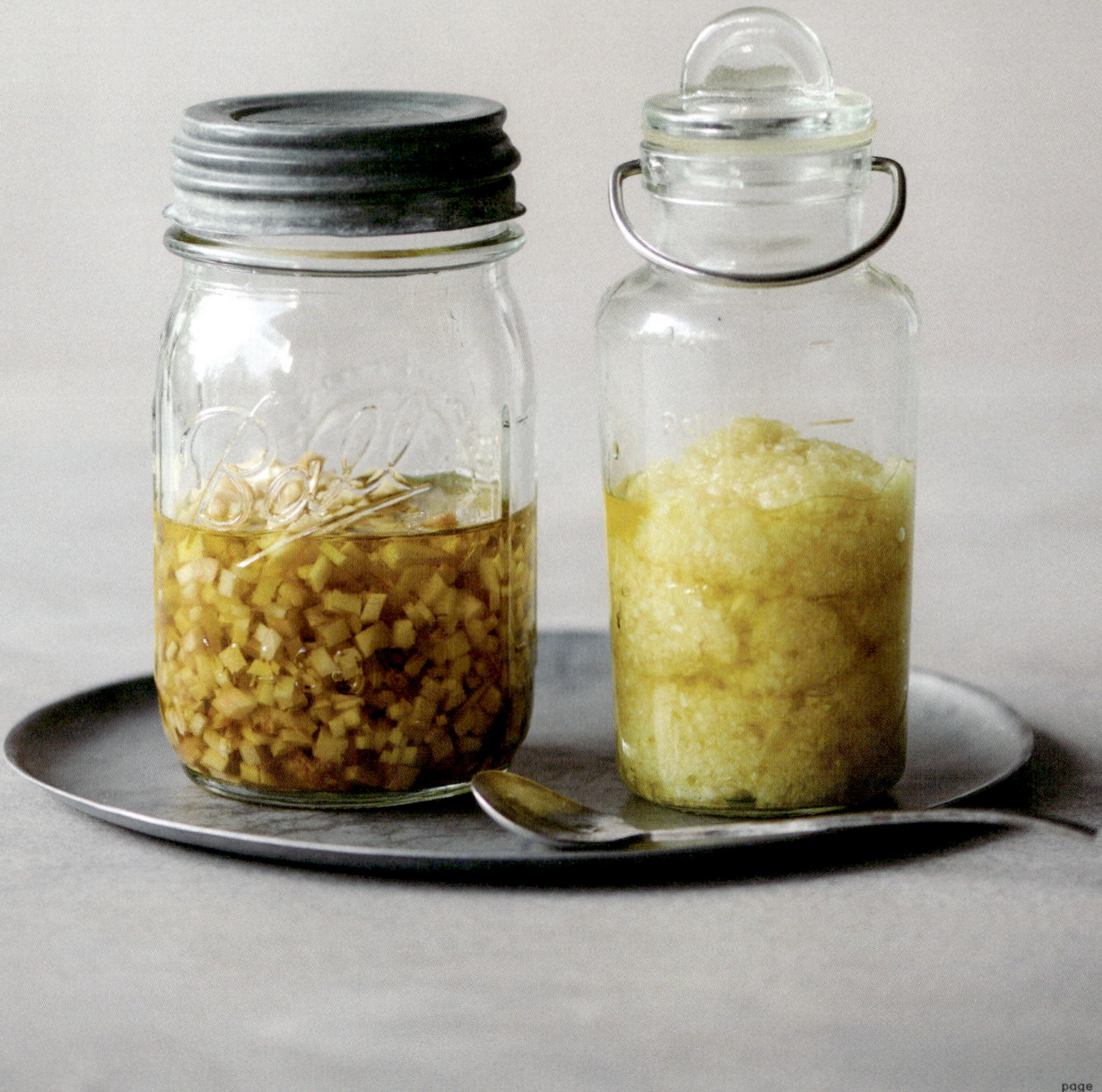

料理の風味付けに欠かせない、にんにくやしょうが。チューブ入りの市販品は便利ですが、添加物が入っているのが気になりますよね。それならいっそ、まとめて手作りしたほうが安心でおいしい！ ブレンダーがあれば、おろすのは一瞬で終わります。食感を楽しみたい方は細かく刻んでもOK。オイルに漬けているので、一度作れば冷蔵で約2ヶ月は保存がききます。肉料理のアクセント、冷奴の薬味、汁物に入れるなど、使い道は自由自在。「こんなに簡単に作れるなんて！」と、Instagramのフォロワーさんからも大好評の2品です。

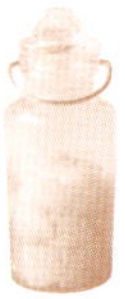

Recipe／06

自家製にんにくオイル

材料 作りやすい分量

にんにく……2個
オリーブオイル……にんにくが浸る程度※
塩……10g

作り方 冷蔵保存 目安2ヶ月

1. にんにくをブレンダーでかくはんしてペースト状にする。
2. 1を消毒した保存容器に入れ、そのほかの材料を加えて混ぜる。

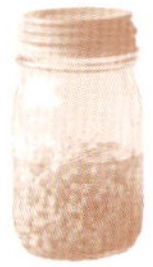

Recipe／07

しょうがオイル漬け

材料 作りやすい分量

しょうが(大)……1個
オリーブオイル……しょうがが浸る程度※

作り方 冷蔵保存 目安2ヶ月

1. しょうがをよく洗い、水気を拭く（皮はついたままで可。気になる場合はスプーンでむく）。
2. しょうがをブレンダーか包丁で細かく刻む。
3. 2を消毒した保存容器に入れ、しょうがが浸るくらいオリーブオイルを注ぐ。

※にんにくとしょうがはオイルに浸っていないと酸化してしまうので、しっかり浸るまでオイルを入れる。

"目指すのは、全身からすこやかなオーラを発している人"

皆さんは、「キレイな人」とはどんな人だと思いますか？ 目鼻立ちが整った人？ トレンドのメイクやファッションが得意な人？ それとも、アイドルのように華奢《きゃしゃ》な人でしょうか。

私が今、キレイだな、こうなりたいなと思うのは、「すこやかな印象を持った人」です。具体的にいうと、肌にハリとツヤがあって、体は細すぎず、しなやかな筋肉がついた、はつらつとした人。話すだけで元気をもらえるような、エネルギーに満ちた笑顔が印象的な女性です。

こんな風に、肌がキレイで体形が安定しているのは、「体内の健康」

という根本《こんぽん》が整っている証拠といえます。だからこそ、一目見て「すこやか！」と感じられるのです。

そんな「すこやかな印象を持った人」になるのは、決して難しいことではありません。日々の食事を整えれば、誰でも必ずなれます。

たとえば、肌の美しさは内臓とつながっているものです。「肌は内臓の鏡」といわれていて、まず体の内側の臓器を元気にしてあげることで、体の外側の肌もキレイになります。「じゃあ、内臓を元気にするってどうすればいいの？」というと、それが食事です。ＰＦＣバランスを整え、適切な摂取カロリーを満たすようにすれば、結果はすぐに出てきます。

私も栄養の勉強を始めたばかりの頃、とりあえず「朝食を抜かずにちゃんと3食摂る」「食事をご飯だけで済ませず、いも類や果物もプラスする」といったことを実践してみたら、小学生の頃からの悩みだったニキビ肌が急激に変わって驚きました。今では、美容にあまり興味のない夫でも「なんだか肌がキレイになったよね?」と、変化に気づいて褒めてくれるほどです。

また、体形をキープするにも、実はきちんと食べることが基本となります。適切なカロリーが摂れていてこそ、食べたものをエネルギーに変える「代謝」がうまくできるようになるからです。

ちなみに、ボディメイキングのために筋トレなどの運動をするのはよいことですが、「運動できる体」へと整えるためにも、食べることは必須です。今の女性は食事量が少なすぎて、本当は運動どころか「生命活動をなんとかキープできている」くらいの方のほうが多い状況なのです。ですから、まずは食事をしっかり摂ること。そうして初めて運動できる体力がついてきます。

もしかすると、若い方には私の話がピンと来ないかもしれません。特別「すこやかになろう」と頑張らなくとも、十分キレイでいられるし元気だからですね。ですが、若い今のうちから食事について意識しておくことの意味は、年齢を重ねたときにきっとわかります。

続けてきた食生活が適切だったか、そうではなかったかという「体からの答え合わせ」が届くタイミングは、40〜50代頃だからです。

食事量を極端に減らしたり、やみくもに糖質制限をしたりと体に負担をかけ続けてきた方は、大人世代になってから突然トラブルに見舞われることがあります。敏感肌になったり、アトピー性皮膚炎になったりするほか、深刻な生活習慣病にかかってしまうこともあるのです。

でも、今のうちから正しいＰＦＣバランスとカロリーを意識していれば、将来のリスクは減らせます。私自身も「食事を整えればキレイな大人になれる」ということを自分で証明したい、と思っているところです。

今は「人生１００年時代」ともいわれるように、日本人の平均寿命が延びている時代です。つまり「キレイ」への取り組みにも、それだけ長期的な目線が必要だと思うのです。

長い人生を、ずっとキレイでハッピーに過ごせるように。ぜひ「すこやかな印象を持った人」を目指して、食事を改善していきましょう！

はじめに ― prologue ―

こんにちは！　みわです。
私は今、美容に悩む方々のために、
Ｉｎｓｔａｇｒａｍやセミナーを通じて栄養学の知識を発信しています。
なぜ栄養学なのかというと、美容のお悩みを根本から改善するには、
体の内側からケアすることが最も効果的だからです。

私がそのことに気づいたきっかけは、2回ありました。
一度目のきっかけは、美容部員として働くなかで出会ったお客様のお悩みです。
頬全体が真っ赤になるようなニキビや、過度な敏感肌に悩む方。
体のむくみが強く、少し触れるだけでも激痛だとおっしゃる方。そんな方々に共通していた不調は、
お薬が必要なほどの「生理不順」「強いＰＭＳ」「便秘」などだったのです。
このような場合は、インナーケアとしてサプリメントや漢方薬で整えていけるように
おすすめしていましたが、おすすめした当初は効果があっても、
使用をやめるとまた元通りに。それが私には腑に落ちませんでした。
「これらのお悩みには、食習慣が関係しているのでは？」と思うものの、
学び方がわからず、本を読んでも答えが見つからない日々でした。

二度目のきっかけは、その後30歳で長男を出産したときです。長男は生まれつきアトピーで、専門外来に通い、皮膚科で薬をもらっていました。でも、薬を塗っても症状が落ち着くだけで、治るわけではありません。「どうして治らないんだろう」と悩むうちに、「もしかして日々の食事と関係がある？」ということにまた気づいたのです。

その頃の食生活といえば、私自身は子育てで忙しいので適当、子どもにも「ご機嫌になってくれるからとりあえずスティックパンをあげる」といった状態でした。ですが、栄養について本気で勉強を始め、食生活を改善していったら、子どもの肌も私の肌も大きく変わったのです。
そして、学びを通して美容のお悩みにしっかりお答えできるようになったことも、大きな喜びでした。正直なところ、もっと早く学んで向き合ってあげていたら、お客様も息子も変われたんじゃないかな……という後悔があります。

本書には、そんな私の経験やこれまでの実績をもとに、皆さんに今お伝えしたいことを、ギュッと詰め込みました。美容につながる栄養のお話はもちろん、食べるだけで栄養バランスが整う簡単レシピもたくさんご紹介しています。
それでは、「キレイ」を作る食事術を始めましょう！

CONTENTS

目次

INTRODUCTION

Part 1

〈 この本の使い方 〉

●本書で使用している大さじ1は15ml、小さじ1は5mlです。
少々は親指と人さし指の2本の指でつまんだ量が目安ですが、
個人差があるので味を見ながら調節してください

●電子レンジやオーブンの加熱時間は目安です。
機種や食材の状況によって差が出る場合がありますので様子を見ながら行ってください。

また、電子レンジは600Wを基準にしています。

500Wの場合は加熱時間を約1.2倍にしてください

●本書に掲載の保存期間は目安です。調理器具や保存容器の衛生状態、
食品の状態、冷蔵庫の開け閉めの頻度等、ご家庭の保存状態や季節により
変わる場合があります。食べる前によく確認してください

●本書に掲載のPFCバランスは目安です。
使用食材の個体差などによって変わることがあります。

また、計算上PFCの合計が100ではないものもあります

STAFF

写真
市瀬 真以（新規撮影分）
miwa

アートディレクション
松浦 周作
[mashroom design]

デザイン
石澤 縁
中川 葉七
[mashroom design]

スタイリング
木村 遥（新規撮影分）

構成
植田 裕子

校正
東京出版サービスセンター

栄養計算（PFC比）
スタジオ食

編集協力
高木 さおり
[sand]

編集
仲田 恵理子

ストック写真・イラスト
irina/stock.adobe.com
PIXTA

・Food for Beauty・

Part 1

食事のバランスが勝手に整う食事術

本当の健康美を作る「正しいＰＦＣバランス」とは？

健康美を育む食事の基本は「バランス」です。

「バランスよく食べましょう」とは、子どもの頃からもよくいわれてきましたよね。ただ、バランスの区分にもいろいろあって、結局何をどれだけ食べればいいのかいまだによくわからない……という方も多いのではないでしょうか（※1）？

私がまず、皆さんに基本としてお伝えしているのは「**正しいＰＦＣバランス**」です。ＰＦＣバランスとは、個人に合わせた1日の摂取カロリーにおける、三大栄養素の理想的なバランスのことをいいます。具体的なバランスは、厚生労働省が推奨する数値を上限とし

Memo

※1…以前の私は、野菜が豊富なものこそ「栄養満点」だと思っていました。でも、それだけでは不十分だったわけです。また、とんかつ＋サラダや、野菜の天ぷらなどの油の量についても、全く意識していませんでした。ほかにも、産後ダイエットをしていたときは、栄養バランスよりも、食事の量を少なくして体重の数字を減らすことだけを気にしていましたね……。

て、左のように考えています（※2）。

● **たんぱく質**（Protein）……13～20％
● **脂質**（Fat）……20～30％
● **炭水化物**（Carbohydrate）……50～65％

多い順にいうと、一番たくさん摂れているべきなのが炭水化物（※3）。2～3割までに抑えたいのが脂質。1割強～2割でよいのがたんぱく質、ということになります。

たんぱく質・脂質・炭水化物の3つすべてを常に燃やすことで、人間の体はエネルギーを作り出しています。このエネルギーのおかげで、私たちは立ったり歩いたりできますし、ホルモン分泌や肌のターンオーバーといった体内の活動も維持できるわけです。

※2…アメリカの食事ガイドラインでは、たんぱく質10～35％、脂質20～35％、炭水化物45～65％が理想のPFCバランスとされており、世界的に支持されているPFCバランスとほぼ同様であることがわかります。

※3…炭水化物を最もたくさん食べられると知ったときの私の感想は、「ご飯、果物、いも類、大好き♡ やったー！」でした！ それ以前の私は糖質の種類や質などの知識はなく「糖質オフ」「血糖値が上がる」という言葉だけが知識として頭に入っていて「みんなやっているから私も」と糖質を控えていたのです。体の機能を知らずに食事を選ぶ怖さを本気で感じた瞬間でした。

ところが今、正しいＰＦＣバランスを守れている方はなかなかいません。ＰＦＣバランスという言葉自体は食事管理アプリなどで広く知られているのですが、

「やせたいから炭水化物を減らして糖質制限（※4）している」

「肌や髪にいいと聞いたからたんぱく質を多めに摂っている」

といったように、本来のバランスとは真逆ともいえるような食生活を送っている方がほとんどなのです。

ＰＦＣバランスが乱れた食生活を長く続けていると、健康美は損なわれてしまいます。たとえば、炭水化物を摂らないかわりにたんぱく質をたくさん摂っている方は多いのですが、たんぱく質を摂りすぎると消化不良を起こし、腸内環境の乱れにつながります。また、たんぱく質は必ず脂質とセットになるので、脂質過剰による肌トラブルや体脂肪の増加なども引き起こしがちです。

こうしたトラブルを解消するためにも、まずは本来のＰＦＣバランスに沿った食生活を意識し直すことから始めましょう。具体的なバランスの取り方は、Ｐ36からご紹介していきます。

Memo

※4…糖質とは、炭水化物から食物繊維を除いたものです。糖質制限は、ダイエット目的で行うと健康を害する場合があります。

目指したいPFCバランス

1日の総摂取カロリーの半分以上は、C＝炭水化物で摂らなくてはなりません。
そのためには、お米やいも類などをしっかり食べる必要があります。

CARBOHYDRATES

最も意識してほしい

太るイメージから避けられがちな炭水化物は、最も多く摂るべきエネルギー源。むやみな糖質制限は絶対NG！

PROTEIN

過剰摂取に注意

たんぱく質は、摂りすぎると消化不良や脂質過剰を招くので要注意！

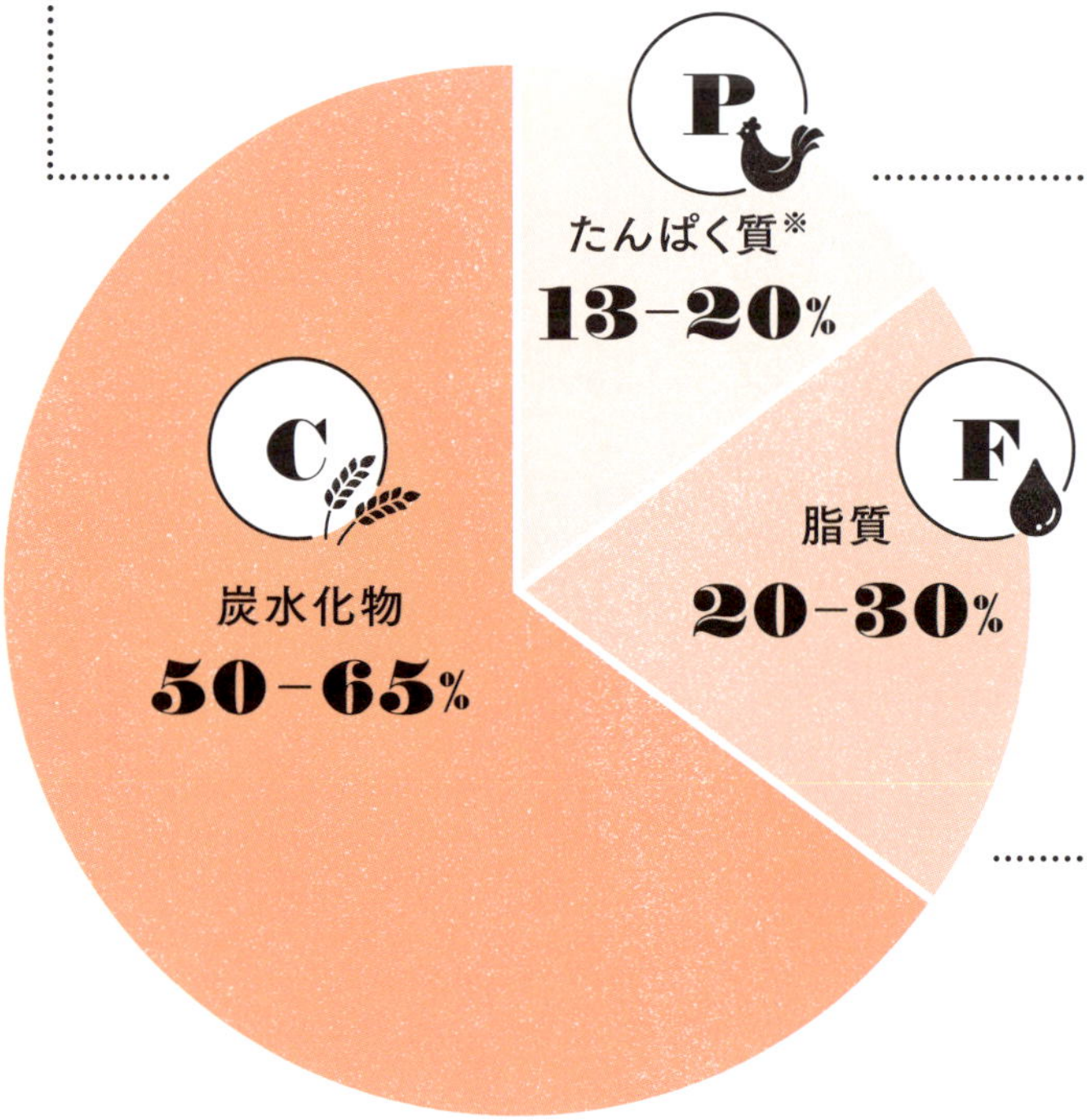

FAT

現代人はオーバーしがち

外食メニューや市販の食品は、どれも脂質が多めです。自炊派の方も、無意識に調理油を使いすぎているかも？

※たんぱく質の目標摂取量は、18〜49歳で13〜20%、50〜64歳で14〜20%、65歳以上で15〜20%と年齢によりわずかに変化します
参考／『日本人の食事摂取基準（2020年度版）』（厚生労働省）

PFCバランスとセットで意識したい、1日の摂取カロリー

PFCバランスに加えて、もうひとつの食事の基本として覚えておきたいのが「**適切な摂取カロリー**」です（※1）。

人間は、生きるために必要なエネルギーを食べ物のカロリーから摂っています。心臓を動かす、呼吸をする、栄養を体内で使う……といった活動は、すべてエネルギーがなければできません。ですから、むやみに摂取カロリーを減らすとさまざまなトラブルが起きてきます。

まず挙げられるのは、代謝の低下です。極端なカロリー不足が続くと、体はそれに合わせて代謝を抑えるようになります。次に、脂肪

Memo

※1…カロリーとは、食べ物が持つ熱量＝エネルギーの単位のことです。

※2…こちらで挙げた「代謝の低下」「食欲の爆発」という2点のほかに、肌のターンオーバーが遅れるという美容面のトラブルも。詳しくはPart3をご参照ください。

を蓄えようとするので「カロリー制限しているのに、じわじわと体重や体脂肪率が増える」といったことも起こります（※2）。

また、**ときどき食欲が爆発してしまうという方もいるはずです。**爆発的に食べてしまうのは、摂取カロリー不足による飢餓のせい。特に女性は、生理前・生理中に食欲が増す方が多いのではないでしょうか？　この時期は本来、食事量を増やさないといけない時期なので、日頃の食事が少ないとよけいに食欲が増し、体にすぐ吸収されやすい甘いものなどを欲しやすくなるのです（※3）。

成人女性の摂取カロリー目標は、1日約2000kcalです（※4）。ただし、2000kcalはお菓子ではなく食事で摂ること。お菓子を食べたい場合は200kcalまでを目安に、残り1800kcalは和食中心の食事で摂るようにします。すると、早い方であれば1ヶ月前後で、肌トラブルや疲労感などのお悩みに変化を感じられるでしょう。

※3…生理のために水分を溜め込む期間でもあるので、水分で体重が増えているだけなのに「太った」と勘違いして食事を減らしている方も多いのでは？　正しく食べる習慣がつけば、食欲が不安定になることは自ずと減ります。

※4…厚生労働省『日本人の食事摂取基準（2020年版）』による1日の推定エネルギー必要量を参照。身体活動レベルがふつう（日常生活の内容が、座位中心の仕事だが、職場内での移動や立位での作業・接客等、あるいは通勤・買物・家事、軽いスポーツ等のいずれかを含む）の場合、18～29歳2000kcal、30～49歳2050kcalとされています。

毎食のメインは、お茶碗にたっぷり160gのご飯

ここからは、PFCバランスの取り方について解説していきます。まずは、PFCのなかで最も比重が大きい炭水化物からお話ししましょう。

炭水化物を1日の摂取カロリーの50〜65%まで摂るために、私が毎食のメインとしておすすめするのは「160gのご飯」です。160gというと、だいたいお茶碗に1杯強くらいの量。ここに副菜として、いも類・野菜類・果物類といったご飯以外の炭水化物源（※1）を加えることで、ようやく目標の50〜65%に届きます。

160gのご飯をメインにする理由は、**PFCバランスと併せて、**

Memo

※1…炭水化物の多い食品には、ケーキや和菓子、ポテトチップスなどのお菓子も含まれますが、これらは栄養価の低い炭水化物源です。食物繊維が少ないので血糖値が急上昇しやすかったり、脂質が多かったりする点に注意しましょう。

1日の総摂取カロリーも意識する必要があるためです。同じ炭水化物源でも、いも類や野菜類をメインにすると、1日の必要カロリーを確保するには大変な量を食べなければなりません。でも、ご飯なら160gで250kcal摂れるのです（※2）。現実的に一般女性が食べられる量を考えると、ご飯でカロリーの底上げをすることで、理想のカロリー量も達成しやすくなるというわけです。

ちなみに「普通の白米より玄米のほうがいいですか？」というご質問をよくいただくのですが、確かに栄養価が高いのは玄米のほうです。ただ、玄米には皮がついているので、消化に負担がかかります。今の女性は、普段の食事量が少ないために消化力が落ちているほか、ストレスの影響で自律神経が乱れ、消化器のぜん動運動機能が低下している方も珍しくありません。そのため、食べ物を消化しきれず、未消化物が腸に流れやすい状態です。

食後、お腹が重たい、食べ物が胃に残っている感じがする、お腹が張りやすいといったことが多ければ、むしろ白米のほうをおすすめしています（※3）。

※2…さつまいものカロリーだけで炭水化物50％を達成するにはバランスのいい献立で200gも食べる必要があります！ 脂質を抑えつつPFCバランスのいい食事をするとなると、かなりの量が必要なのです。

※3…白米や無洗米は精製されている分、玄米よりは農薬リスクが低いというメリットも。ご自身の体調やライフスタイルに合うものを選びましょう。プラス、お米以外の食材でビタミン・ミネラル・食物繊維を積極的に摂ることも忘れずに！

炭水化物の摂取量を増やすコツは「1週間ルール」

「毎食のメインに160gのご飯」「1日2000kcalを目標にカロリー摂取」といわれて、驚いた方も多いのではないでしょうか？

今の女性は食事量が少ないので、いきなりこんなに食べられる方はほぼいません。また、炭水化物の摂取量も少ないために耐糖能（※1）が落ちていて、少し食べただけでもすぐ血糖値が上がってしまいます。

こういう状態から、急激に炭水化物の摂取量を増やすのはもちろん体によくありません。そのため、私は「体調を見ながら1週間ごとに増やしましょう」とお伝えしています（※2）。

Memo

※1…血糖値を正常に保つ能力のこと。血糖値はすい臓から分泌されるインスリンというホルモンによって一定の範囲に保たれています。

※2…より具体的には「1週間に5％ずつ」摂取量を増やします。たとえば、1日の総摂取カロリーのうち30％しか炭水化物を摂っていなかった方なら、35％に増やすことから始めます。

今まで食べていた総カロリー量によって増やし方は変わってきますが、たとえば、今まで朝食を抜いていた方は毎朝おにぎりと果物を摂る、夕食のご飯を抜いていた方は食べるといったことから始めます。ただ量を増やすだけでなく、たんぱく質または脂質が多すぎる傾向だったのであれば、過剰なものを減らしたうえで炭水化物を増やすというように、バランスを取ることも重要になります。1週間続けて体が慣れてきたら、次の週はご飯を10g追加したり、いも類を追加したりと少しずつ増やしていきましょう。

ここでひとつお伝えしておきたいのは、**摂取カロリーを増やす過程では体重も増える**という点です（※3）。でも、適切なカロリーを摂れるようになれば、抑制されていた代謝が正常に戻ってきて「やせやすい体」になります。すると、増えた体重も自然と元に戻るうえ、以前より効率よくやせられるようになりますよ。

※3……抵抗を感じるかもしれませんが、今まで体から抜けてしまっていた水分やグリコーゲンが戻ってきた正常反応です。体形をコントロールしたい方は、併せて軽めの運動や負荷のある運動（筋トレ）を行うと、見た目が引き締まり、耐糖能の改善にも早くつなげられます。ただし、低BMIの方は、今は運動を控えましょう。

ふりかけレシピ4選

Recipe／09
ひじきふりかけ

材料 作りやすい分量

	ひじき	15g
A	煮干し	20g（ひとつかみ程度）
A	かつお節	10g（ひとつかみ程度）
A	水	100ml
A	醤油	大さじ3
A	みりん	大さじ3
	大葉	10枚
	梅干し（大）	約3個

作り方 冷蔵保存 目安1週間

1. ひじきはボウルに入れて水で戻し、Aの煮干しはミキサーなどで粉末状にする。大葉は千切りにし、梅干しは種を抜いて刻む。
2. フライパンに水気を切ったひじきとAを入れ、中火にかけて5分ほど煮立たせる。
3. 煮汁が飛んだら火を止め、大葉と梅干しを加えて混ぜる。粗熱が取れたら、消毒した保存容器に入れる。

Recipe／08
大豆じゃこ甘辛煮

材料 作りやすい分量

煎り大豆	1袋（約130g）
ちりめんじゃこ	30g
醤油	大さじ2
みりん	大さじ2
水	150ml
大葉、みょうが	各適量（お好みで）

作り方 冷蔵保存 目安1週間

1. フライパンに大葉、みょうが以外の材料をすべて入れ、中火で汁気が飛ぶまでしっかり煮詰める。
2. お好みで千切りにした大葉やみょうがを加える。
3. 粗熱が取れたら、消毒した保存容器に入れる。

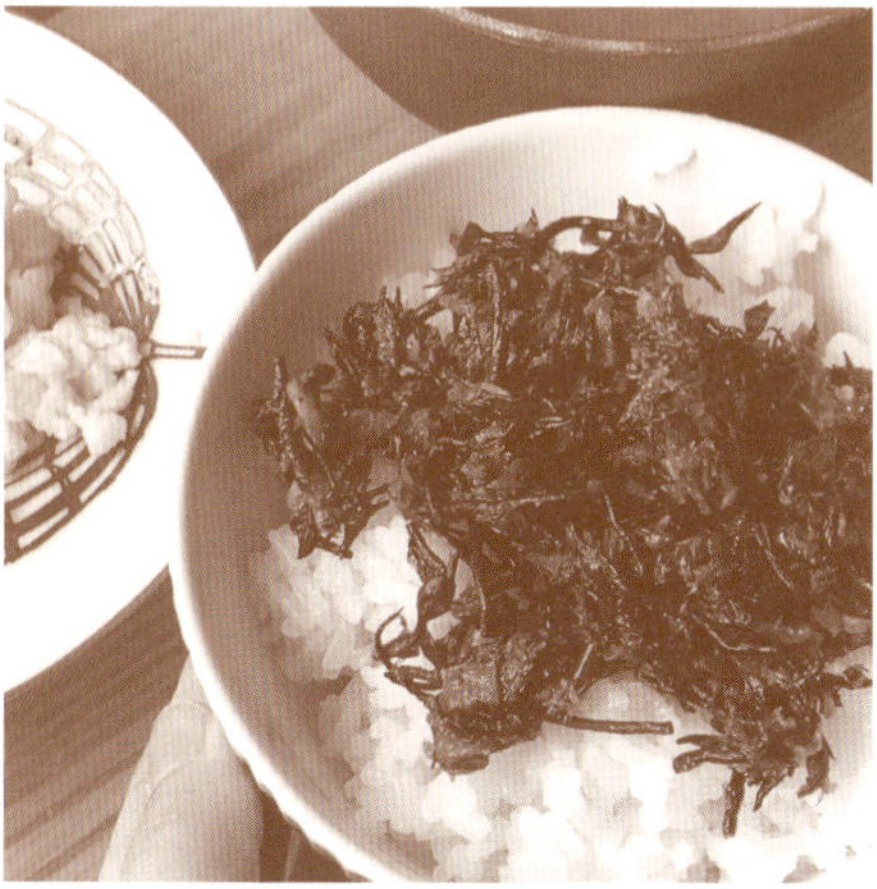

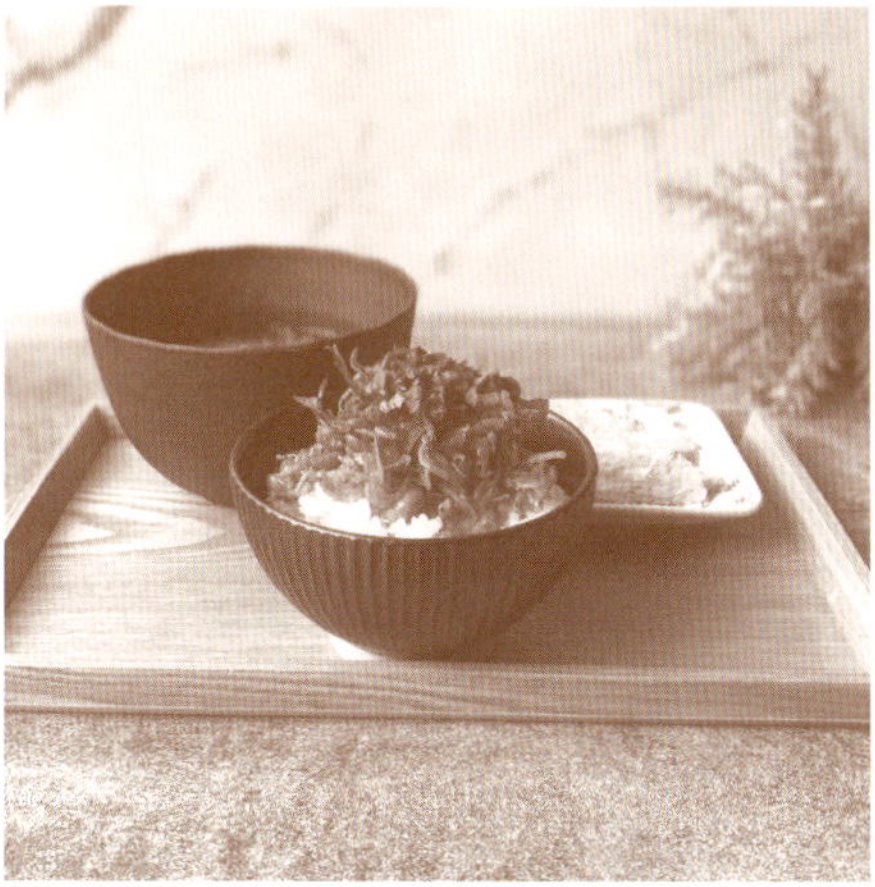

ご飯が進む

Recipe／10
切り干し大根ハリハリ

材料 作りやすい分量

	切り干し大根	50g
	にんじん	1本(100g)
A	刻み昆布	5〜7g
A	醤油麹(醤油でも可)	大さじ2
A	酢	大さじ1
A	お好みの甘味料(はちみつ、黒糖など)	大さじ1
	唐辛子	適量(お好みで)

作り方 冷蔵保存 目安1週間

1. 切り干し大根はボウルに入れ、水に10分ほど浸して戻す。
2. 1を戻している間に、にんじんを千切りにする。
3. 1の水気をよく切り、食べやすい大きさに切る。
4. 消毒した保存容器に、2、3、Aを入れて混ぜる。お好みで、輪切りにした唐辛子を加える。1日寝かせるとさらに味がなじむ。

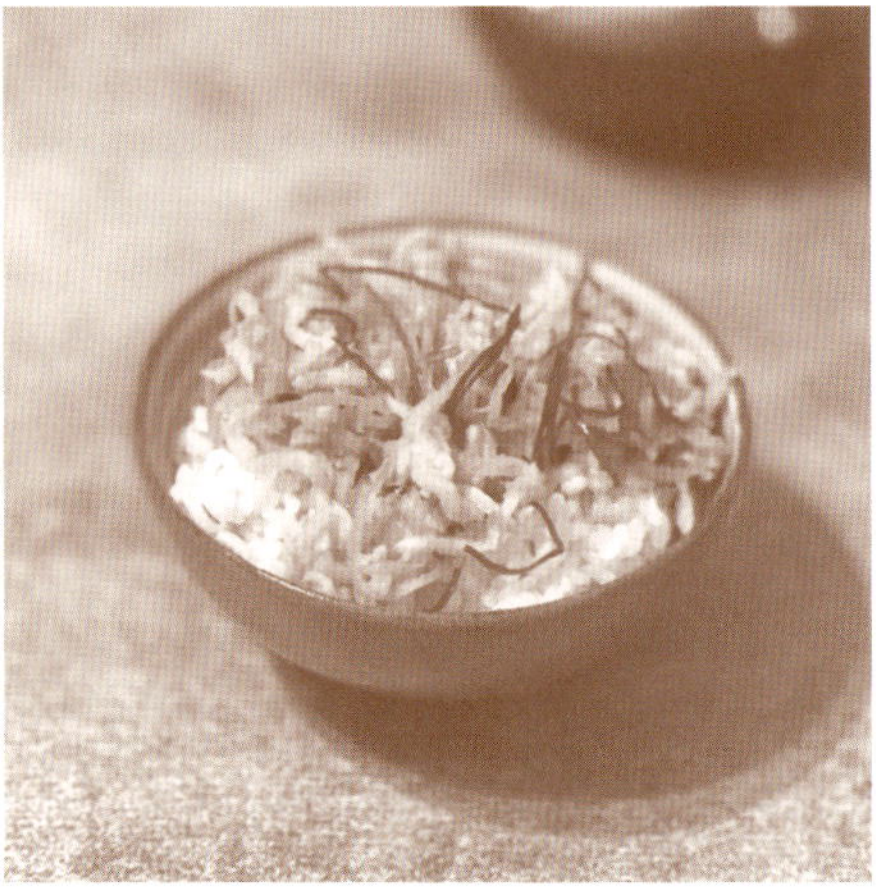

Recipe／11
切り干し大根なめ茸

材料 作りやすい分量

	えのきたけ	1袋
	切り干し大根	50g
A	砂糖	大さじ2
A	醤油	大さじ2
A	酒	大さじ2
A	かつお節	1パック(1.5g)
A	水	200ml

作り方 冷蔵保存 目安1週間

1. えのきたけは石づきを切り落として約1cm幅に切る。
2. フライパンに油をひかず中火で熱し、1を軽く乾煎りする。
3. 切り干し大根を、水で戻さずそのまま2に入れる。
4. Aを入れ、弱火で5分ほど煮立たせて火を通す。
5. 粗熱が取れたらキッチンバサミで切り干し大根を食べやすい大きさに切り、消毒した保存容器に入れる。

※豆腐にのせて、千切りの大葉を添えてもおいしい。

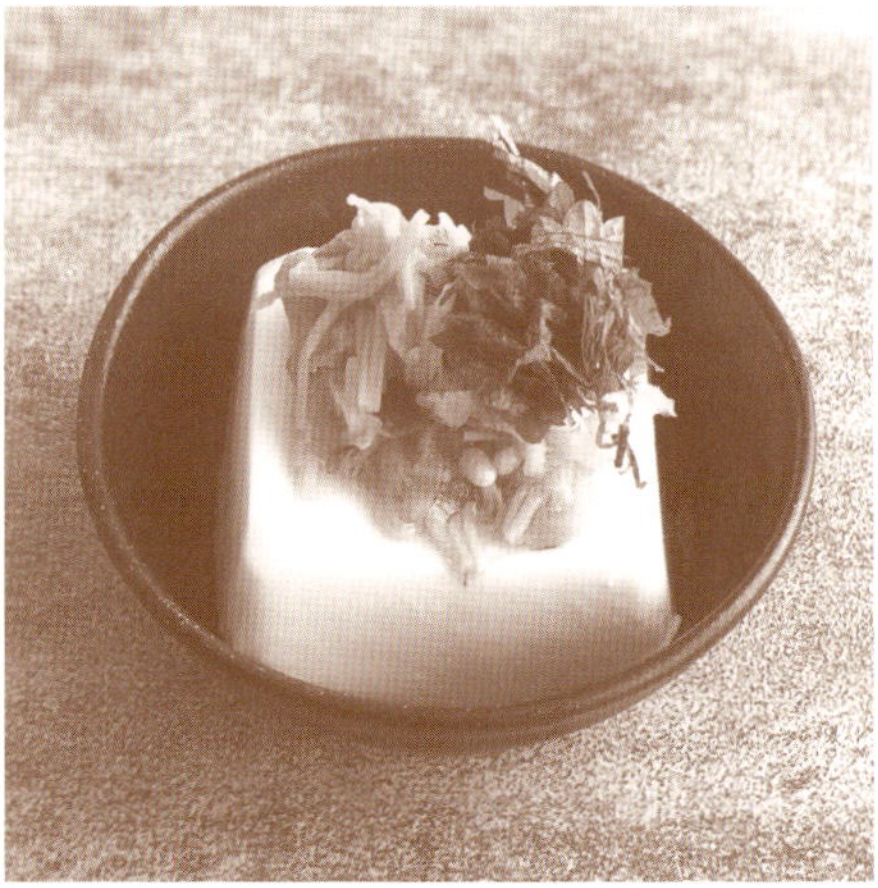

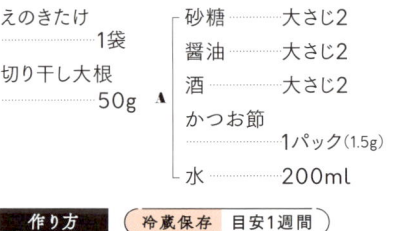

果物を賢く取り入れよう

皆さんは普段、果物をどのくらい食べていますか？　おそらく「毎日は食べない」、または「ほとんど食べていない」という方のほうが多いのではないでしょうか。

果物を食べる方が少ない理由について調べてみると「高いから買わない」「皮をむいたり切ったりするのが面倒」というほか、「甘いから控えている」という方も多いようです。

確かに、果物は食べすぎると中性脂肪（※1）が増えたり、太ったりする原因になります。でも、**適量を摂れば、逆に肥満や高血圧のリスクを下げることがわかっている**のです。

Memo

※1…血中に溶け込んだ脂肪の一種。体のエネルギー源として使われますが、余ると体脂肪になります。

さらに、ビタミンCやカリウム、食物繊維を補うこともできるので、栄養不足の方にはぜひ積極的に摂ってほしい食品です。**理想的な果物の摂取量は、1日200〜300g（可食部）までが目安**です（※2）。200gの場合、バナナなら中サイズを2本分くらい、りんごなら中サイズ1個くらい、キウイフルーツなら2個くらいになります。一度に吸収できる栄養素の量は決まっているので、1日数回に分けると効率よく摂れるでしょう。旬の果物を選べば、価格が手頃で栄養も豊富ですよ。

ちなみに、生の果物ではなくドライフルーツを中心にするのは控えましょう。ドライフルーツでは、食材からの水分を摂取することができません。選ぶ際には、砂糖が使われていないものにしたうえで、食べすぎにも注意しましょう。

※2…中央果実協会『FACT BOOK果物と健康 六訂版』（農林水産省「国産果実競争力強化事業」・平成30年3月発行）

「いも・くり・なんきん」を摂れば、サプリメントは必要ない

「いも・くり・なんきん」という言葉を聞いたことがありますか？ほくほくして甘いさつまいもや栗、かぼちゃは、古くから「女性に好まれる食べ物」といわれています。この**「いも・くり・なんきん」は、実は良質な炭水化物源**でもあるのです。

炭水化物というと、一般的にはご飯・パン・うどん・パスタといった主食系の食べ物だけと思われがちですが、いも類や野菜類、果物などにも炭水化物は含まれています。

正しいPFCバランスにおける炭水化物の割合は50～65％とお伝えしましたが、ご飯だけでは50～65％にはなかなか届かないうえ、

Memo

ビタミン・ミネラル・食物繊維も不足してしまいます。そこで、ご飯以外にもいろいろな食べ物をプラスして、炭水化物やそのほかの栄養を補っていくのが理想です。そうしたなかで、特に栄養価が高くおすすめなのが「いも・くり・なんきん」なのです。

現代の女性には摂取カロリーが1日1600kcalに満たない方が増えていると感じますが、そこで足りないビタミン・ミネラル量は、さつまいも1本で補えます。ビタミン・ミネラル不足を補うためにわざわざサプリメントを飲むくらいなら、毎日さつまいもを食べたほうが、不足しがちな食物繊維まで一緒に摂れて効率的といえるでしょう。栄養不足の現代女性（※1）にとって、さつまいもはまさに「スーパーフード」なのです。

また、かぼちゃには高い抗酸化作用を持つβ-カロテン（ビタミンA）、栗にもビタミンCや食物繊維などがたっぷり含まれていますし（※2）、こちらもぜひおかずやおやつとして積極的に摂っていただきたい食べ物です。

※1…栄養指導を行うなかで、現代の女性はビタミンA、ビタミンD、カルシウムが不足しがちだと感じています。ビタミンAは肌機能を高めるためにも重要な栄養素。緑黄色野菜、魚、牛乳に多く含まれていて、これらの食材が不足すると、ビタミンDやカルシウムまで足りなくなることにつながるのです。サプリメントはあくまで補助食品！　外食やイベントが続くときには私も使用することがあります。自分にとって何が不足しやすいのかわかったうえで、必要なサプリメントを選びたいですね。

※2…かぼちゃには抗酸化作用のあるビタミンC・Eなど、栗にはむくみ防止に役立つカリウムや造血ビタミンの葉酸などが含まれます。

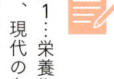

「いも・くり・なんきん」を摂る量に決まりはありませんが、ご飯を160g食べる場合、さつまいもなら1食につき約50g（厚切りで3枚ほど）で十分です。

食事への取り入れ方も、レンジで加熱する、汁物に入れるなど手間のかからない方法でかまいません（※3）。私も凝った料理は苦手なので、簡単な方法で「いも・くり・なんきん」を毎食摂るか、間食で補っています。

たとえば、キッチンにいつもストックしているのが「干しいも」や「むき栗」です。どちらも袋からそのまま食べられるので、忙しい毎日の強い味方。小腹がすいたときにつまんだり、外出先で食事を摂る時間がないときに補食としてバッグに入れていったりと、よく活用しています。私はネット通販で大袋を購入していますが、コンビニで買える小さなパックも手軽で便利ですね（※4）。

干しいもやむき栗は会社のデスクでも目立たず食べられるので、忙しくて朝食を抜きがちな方、子育てで自分の食事時間を作ることが難しい方、1回の食事でたくさん食べられない方の補食としても

※3…かぼちゃ、さつまいもの味噌汁と相性抜群の具材は、断然「玉ねぎ」です。甘さがより引き立ち、子どもたちがパクパク食べてくれるので助かっています！ ここに、さらにわかめを入れることで海藻類も摂れますよ。

※4…大袋で買った干しいもは、3枚くらいずつラップに包んで小分けして、冷凍庫で保存しています。

ぜひおすすめです。

かぼちゃを買うときは、切る手間を省けるスライスやブロックを選ばれるのもいいですね（※5）。我が家のかぼちゃ定番メニューのレシピは、本書でもいくつかご紹介しています。なかでもかぼちゃジンジャースープ（P109）は、5歳の息子と3歳の娘も喜んで飲んでくれるのです。ご飯ではなくパンを食べたいときの付け合わせにもぴったりだと思います。

ちょっと甘いものが食べたいなと思ったときは、レンジでふかした熱々のかぼちゃにバターとシナモンパウダーをかけて、スイーツのようにいただくのもおすすめですよ。

次のページでは、スーパーフード・さつまいもの上手なふかし方やおいしい食べ方のアイデアをご紹介しているので、ぜひ参考にしてくださいね。

※5…生のかぼちゃが手に入りづらい季節は、冷凍かぼちゃを使ってももちろんOKです。

さつまいもを飽きずにおいしく食べる方法

CASE 1. しっとりおいしい蒸し方を知る

さつまいもの甘さとしっとり食感を引き出すには、蒸してゆっくり加熱すること。よく洗ったさつまいも1本（約200g）を3〜4等分に切って、濡れたままアルミホイルで包み、蒸し器で20分蒸します。こうすると、パサつかずしっとりなめらかな仕上がりに！

CASE 2. 「味変」を楽しんでみる

甘くておいしいさつまいもでも、毎日となると飽きてしまいがちですね。そんなときは「味変」で違ったおいしさを楽しんで！　バター炒めにしてはちみつをちょっぴり垂らしたり、シナモンパウダーで香りをつけたり。バターは、炙った干しいもとも相性抜群ですよ。

CASE 3. さつまいもでスイーツを作ってみる

Recipe／12

時間がある日は、さつまいもを使った簡単スイーツにチャレンジしてみましょう。蒸したさつまいも150〜180gに、卵1個、ココアパウダー10g、砂糖・きび糖などのお好みの甘味料大さじ1（入れなくても可）を加え混ぜます。クッキングシートを敷いた耐熱容器に入れ、ラップをかけ、電子レンジ（600W）で約3分加熱するだけで、しっとり食感のスイートポテトパンが完成！

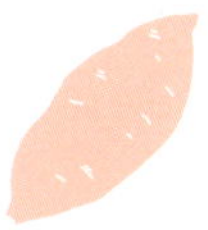

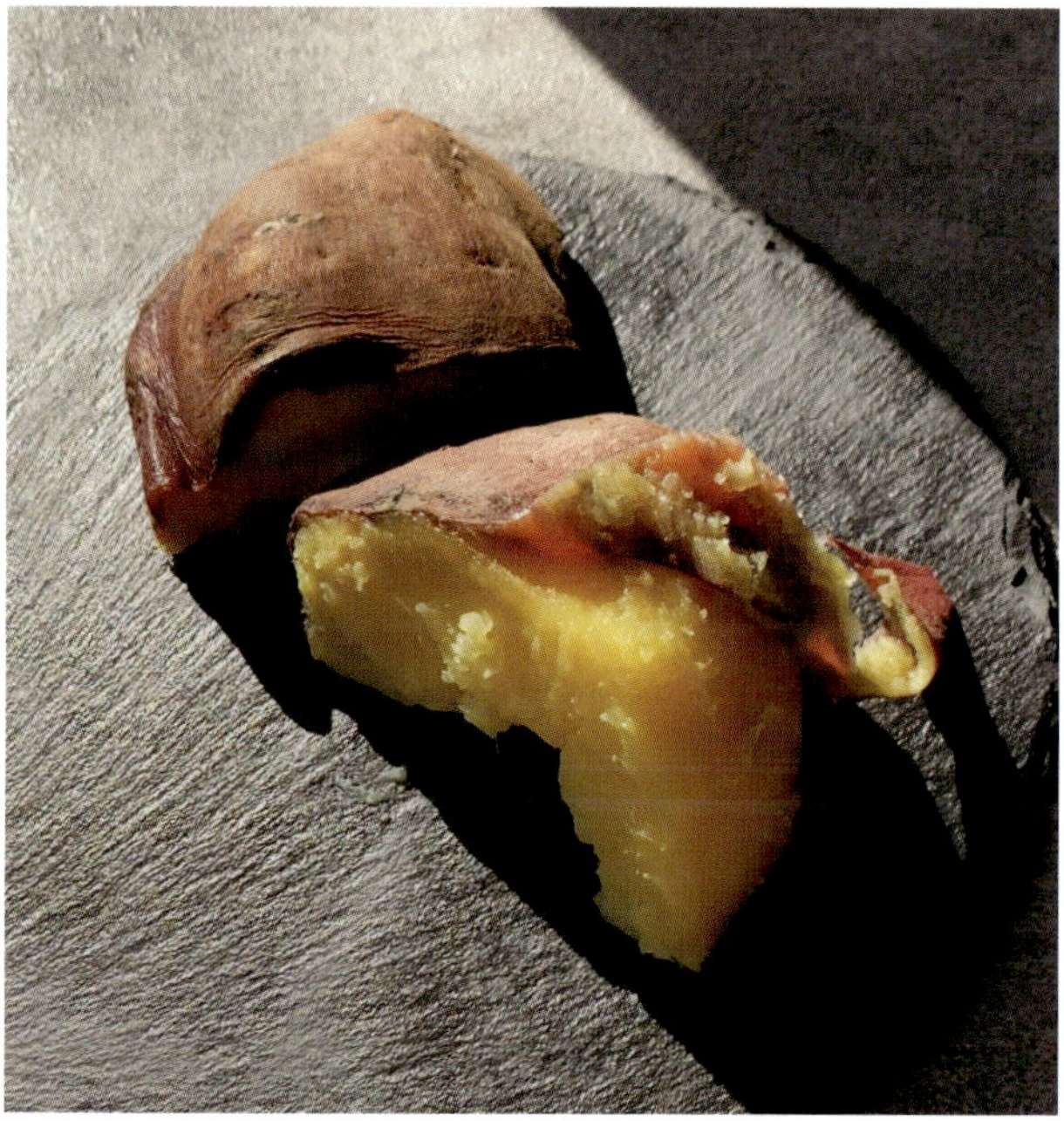

しっとり
さつまいも

上手に蒸せない、という方はぜひ右のCASE1.の方法を試してみてください。蒸し器がない方は、100円均一ショップなどで手に入る蒸し皿（下写真）を使えば、フライパンで簡単に蒸せますよ。

さつまいもの蒸し方

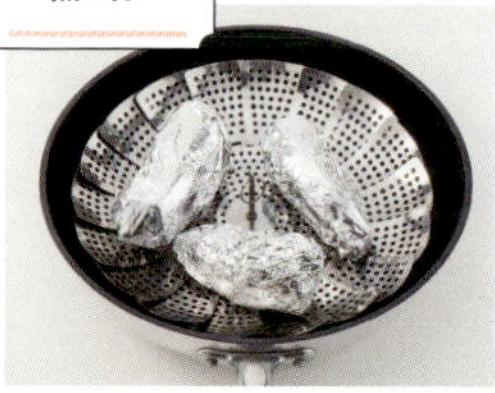

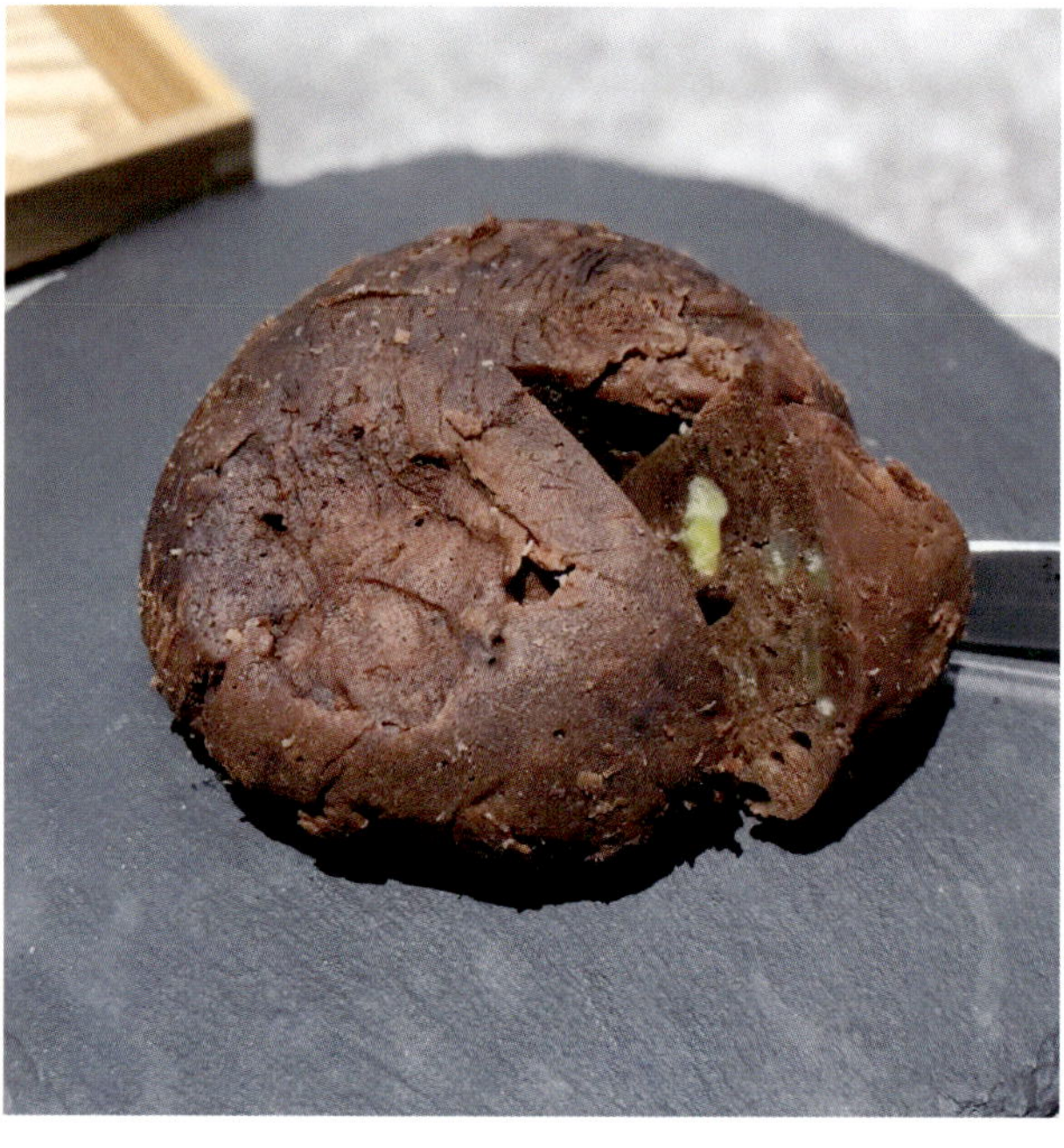

スイート
ポテトパン

材料はほぼさつまいもなので、しっとりした食感で食べごたえもあり、小腹がすいたときにぴったり。ココアパウダーを入れずに作っても、シンプルなおいしさでおすすめです。

たんぱく質摂取を意識しすぎていませんか？

先にもお伝えしたとおり、正しいPFCバランスでは13～20％と、最も少なくてよいのがたんぱく質です。ところが、最近では「炭水化物を減らしてたんぱく質を多く摂ったほうがヘルシー」と思われているようです。たんぱく質はもちろん大切な栄養素ですが、特に運動していない一般の方がたんぱく質を多く摂っても吸収されず流れてしまいますし（※1）、さまざまなトラブルにもつながります。

まず、たんぱく質は脂質とセットなので、摂りすぎると脂質過剰になりがちです（※2）。

また、今の女性は食事量が少なく、消化機能が衰えている方がほ

Memo

※1…運動量の少ない方が、1食あたりに吸収できるたんぱく質は約20gといわれています。

※2…鶏むね肉やささみを選べば脂質は抑えられますが、たんぱく質には食物繊維が含まれないため、必ず野菜・いも類などで食物繊維を補う必要があります。

とんどです。消化に時間のかかるたんぱく質を摂りすぎると、未消化物となって腸を荒らすこともあります（※3）。

さらに、たんぱく質ばかり摂ってメインのエネルギー源である糖質が不足すると、肝臓と腎臓では、脂質やたんぱく質を無理やり糖質に変える「糖新生」（※4）が行われます。**肝臓と腎臓にとっては余計な負担になるので、長期的に続くと病気につながりかねません。**特に肝臓は、負担がかかっていてもすぐに症状を示すことなく、黙々と頑張ってくれます。結果として、閉経前後の年齢で初めて不調が発覚する、ということも少なくないのです。

たんぱく質は「体の材料」といわれますが、**運動せずに材料ばかり集めても、筋肉はつきません。**また、すこやかな肌・髪・爪を育むにも、糖質やビタミン・ミネラルを一緒に摂らなければ、材料だけあって大工さんがいないのと同じです。たんぱく質単体だけにとらわれず、ぜひここで正しい知識を覚えてくださいね。

※3…高たんぱく食は腸内細菌のエサとなる食物繊維の不足につながるので、結果、腸内細菌叢《そう》のバランスが乱れる原因にもなります。腎臓にも負担がかかります。

※4…主に体のエネルギー源となる「グルコース」という糖を、糖質以外の物質から作り出すことをいいます。糖質が補給されず、体がエネルギー不足に陥ったときに働く危機管理システムですが、長期にわたると肝臓と腎臓にとっては負担となります。

缶詰を味方につけて！ 魚は1日1回食べてほしい

たんぱく質を多く含む食べ物には、肉・魚・卵・大豆製品などいろいろありますが、**1日1回を目標に摂っていただきたいのが魚**です。魚には豊富な栄養があり、「魚を多く食べていると、生活習慣病やそのほかの疾患にかかりにくくなる」といわれています。

魚の栄養としてまず挙げられるのは、骨を丈夫にする・コラーゲンの生成を促す・肌のバリア機能を高めるといった働きをするビタミンDです。特に女性は閉経を迎えると、骨の形成を促して骨量を増やす働きをする女性ホルモン・エストロゲンの分泌量が減ってしま

Memo

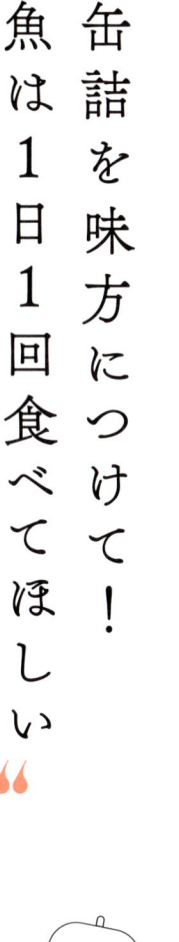

うため、骨粗しょう症予防のためにも、カルシウムと合わせてビタミンDを摂取することが大切です。

ほかにも、青魚からは血液サラサラ効果で知られるEPA・DHAといったオメガ3系脂肪酸（※1）、さけからは抗酸化力の高いアスタキサンチンなど、健康美やアンチエイジングに役立ついろいろな栄養素が摂れます。

昔の日本では、海に囲まれた地の利を生かして魚をよく食べていたのですが、今では魚を食べる機会が減ってきてしまっています。魚でしか得られないメリットを見直して、ぜひ積極的に摂るようにしましょう。

魚の種類は何でもかまいませんが、おすすめは焼くだけで食べられるさけ、さば、ほっけなどです。忙しい方は、焼かずにそのまま食べられるしらすやちりめんじゃこを大さじ1ほどご飯にかけるだけでも大丈夫。私はほかに、さばの水煮缶、ノンオイルツナ缶といった

※1：オメガ3系脂肪酸を摂るために、エゴマ油、亜麻仁油などの食用油やサプリメントをプラスする方も多いのですが、魚を食べていれば十分です。食用油やサプリメントによって脂質過剰の食生活になっている方もいるので注意してください。私自身はオメガ3系の油やサプリは使用せず、週5回以上魚を食べるようにしています。

魚の缶詰もストックしています。料理をする時間がない朝は、煮干しをかじって済ませてしまうことも。「とりあえず魚を1日1回摂ればOK」という意識で、気負わずに取り組んでみてくださいね。

ひとつ注意したいのは、魚に含まれる水銀量です。みなみまぐろ、きだい、まかじきなど、水銀量が多いといわれる魚ばかりに偏らないように気をつけましょう（※2）。

また、調理に油を使いすぎないことも大切なポイントです。

フライやムニエルといった洋食系のメニューは、調理油を多く使うので脂質過剰になってしまいます。こうした揚げ物メニューは月1～2回程度にとどめて、普段は蒸す・煮るといったさっぱり系のメニューを中心にしましょう。焼くときにフライパンにくっつくのが気になる方は、クッキングシートの上で焼くようにすると調理油を減らせますよ。

※2…まぐろの一部は注意すべき魚に指定されていますが、まぐろのなかでもツナ缶は水銀含有量が低いため、特に注意する必要はありません。

手抜きで作れる魚レシピ

さけ

おにぎりやお弁当などに幅広く使える食卓の定番魚。
身のピンク色は、抗酸化成分のアスタキサンチンです。

Recipe／**14**

さけと野菜の玉ねぎ麹煮

材料 2人分

- さけの切り身……2切れ
- なす……2本(180g)
- しめじ……1パック
- 片栗粉……適量
- 玉ねぎ麹(P114・塩麹でも可)……大さじ2
- 水……約100ml
- オリーブオイル……大さじ1
- 白すりごま……適量

作り方

1. さけ、なすは一口大に切る。しめじは石づきを切り落としてほぐす。
2. 1のさけに片栗粉をまぶす。
3. オリーブオイルをひいたフライパンに、さけ、なす、しめじを敷き詰める。
4. 玉ねぎ麹を水に溶かし、3に入れる。
5. 蓋をして中火にかけ、なすがトロトロになるまで約10分煮込む。器に盛り、白すりごまをふる。

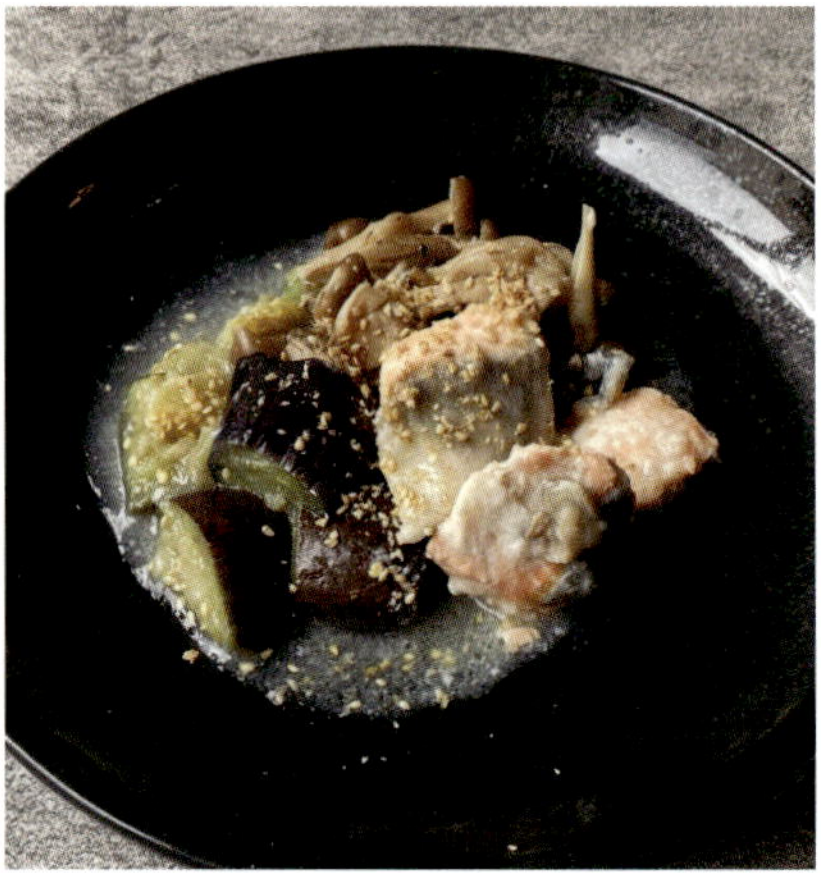

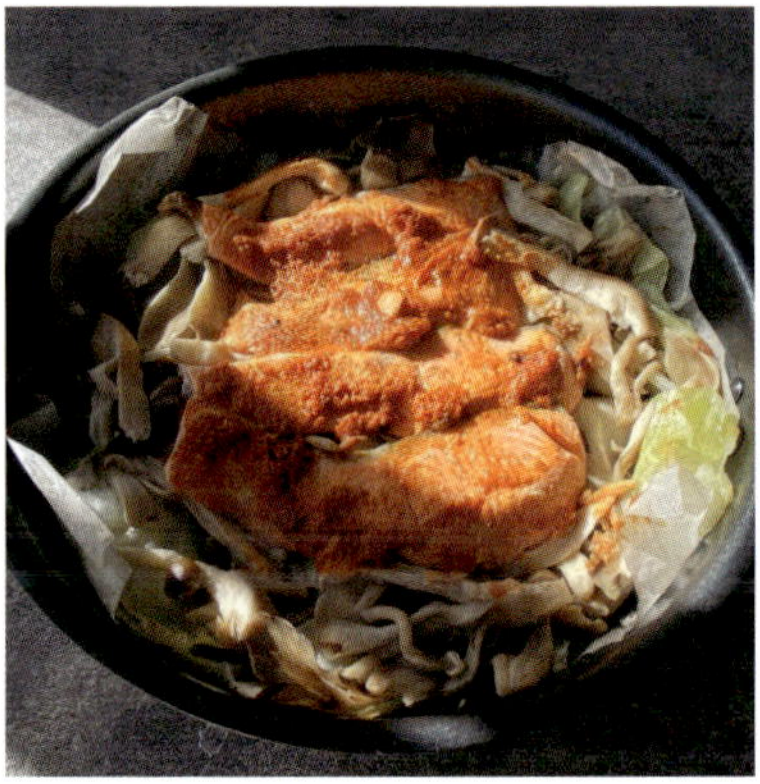

Recipe／**13**

ワンパン さけ味噌風味

材料 4人分

- A
  - 味噌……大さじ2
  - コチュジャン……大さじ2
  - すりごま……大さじ3
- キャベツ……1/2個
- しめじ……1パック
- さけの切り身(塩さけ)……4切れ
- ごま油……適量

作り方

1. ボウルでAを混ぜ、タレを作る。キャベツはざく切りに、しめじは石づきを切り落としてほぐす。
2. フライパンにクッキングシートを敷き、キャベツ、しめじ、さけの順に重ねる。
3. さけに1のタレを塗る。
4. クッキングシートを少しめくり、下に水を約100ml（分量外）入れる。
5. フライパンに蓋をして中火にかけ、キャベツがやわらかくなるまで約15分蒸し焼きにする。ごま油を回しかける。

さば

切り身のほか、すぐ食べられる水煮缶は便利食材として大人気。DHA、EPA、ビタミンDなどが豊富です。

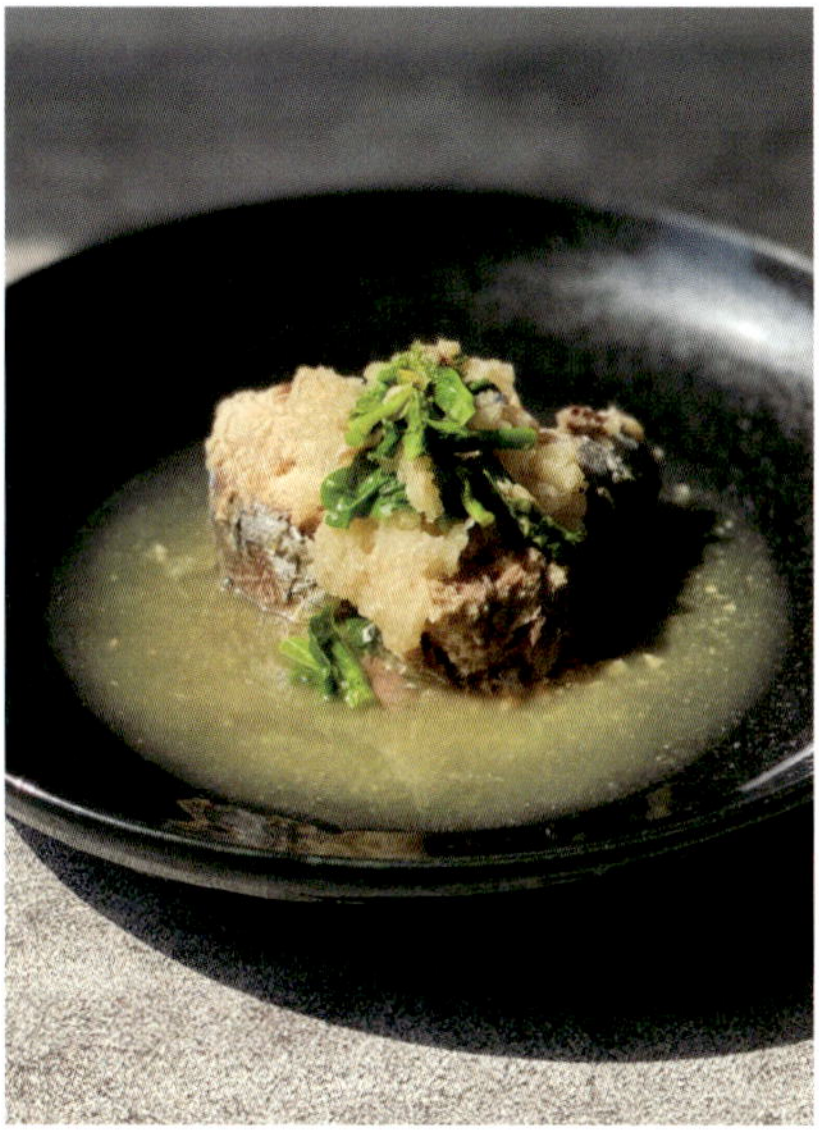

Recipe／15

時短さば缶おかず

材料 3～4人分

さば缶（水煮）……2缶
大根……約200g
菜の花（ほうれん草、小松菜でも可）……100g
ポン酢醤油……大さじ2
黒糖（ほかの甘味料でも可）……小さじ2

作り方

1. 大根はおろして汁気を切り、おろし汁は取っておく。菜の花は5cmの長さに切る。
2. さば缶を汁ごとフライパンに入れ、1のおろし汁、調味料を加えて中火で煮立てる。
3. 煮立ったら菜の花を加え、中火で5分煮る。
4. 煮汁に浮いたあくを取って火を止め、大根おろしを入れてさっと混ぜる。器に盛る。

Recipe／16

さばしそ巻き

材料 2人分

さばの切り身……2切れ（180g）
ライスペーパー……4枚
シュレッドチーズ……6g（ふたつまみ程度）
大葉……4枚

作り方

1. さばの切り身はそれぞれ半分に切る。ライスペーパーは水で戻す。
2. 1のライスペーパーの上に、大葉1枚→シュレッドチーズ→さばの順に具材を重ね、包む。ライスペーパーは濡らしたペーパータオルの上に置き、手も濡らしておくと作業しやすい。
3. フライパンにクッキングシートを敷き、2をのせる。
4. フライパンを中火で熱し、両面をカリッと焼いて中まで火を通す。食べやすい大きさに切り、器に盛る。

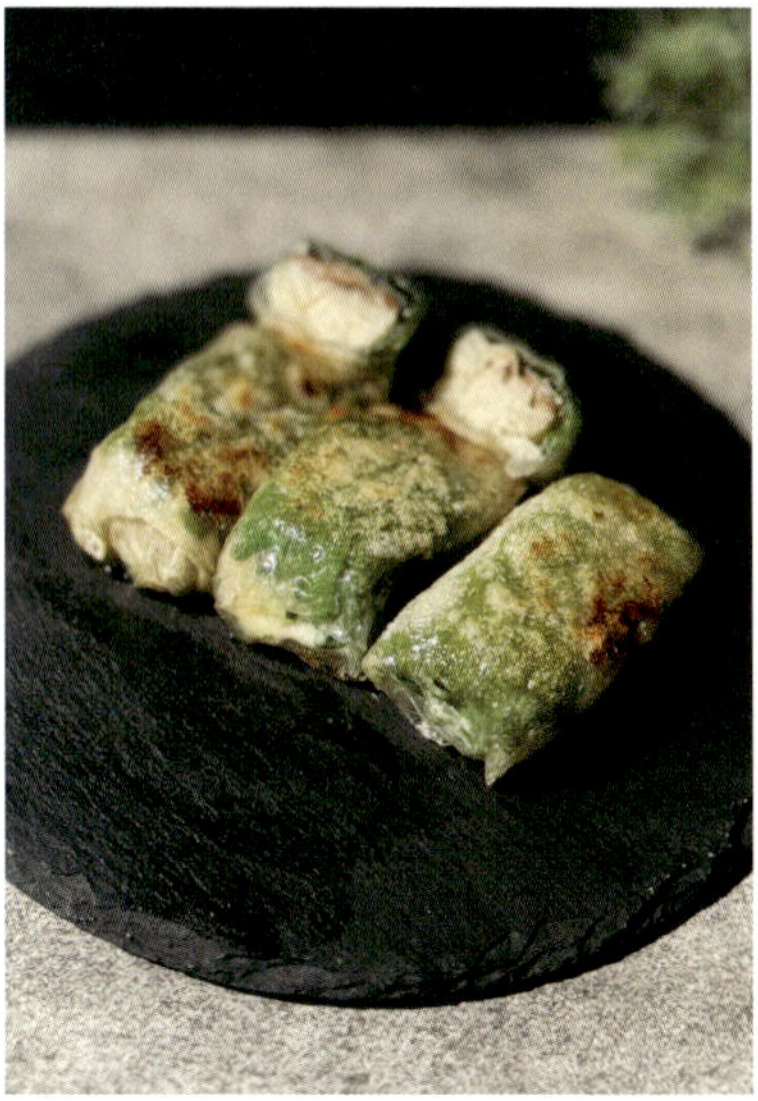

ツナ

まぐろやかつおを加工したツナは、幅広い料理に使えます。脂質を控えるため、ノンオイル缶を選びましょう。

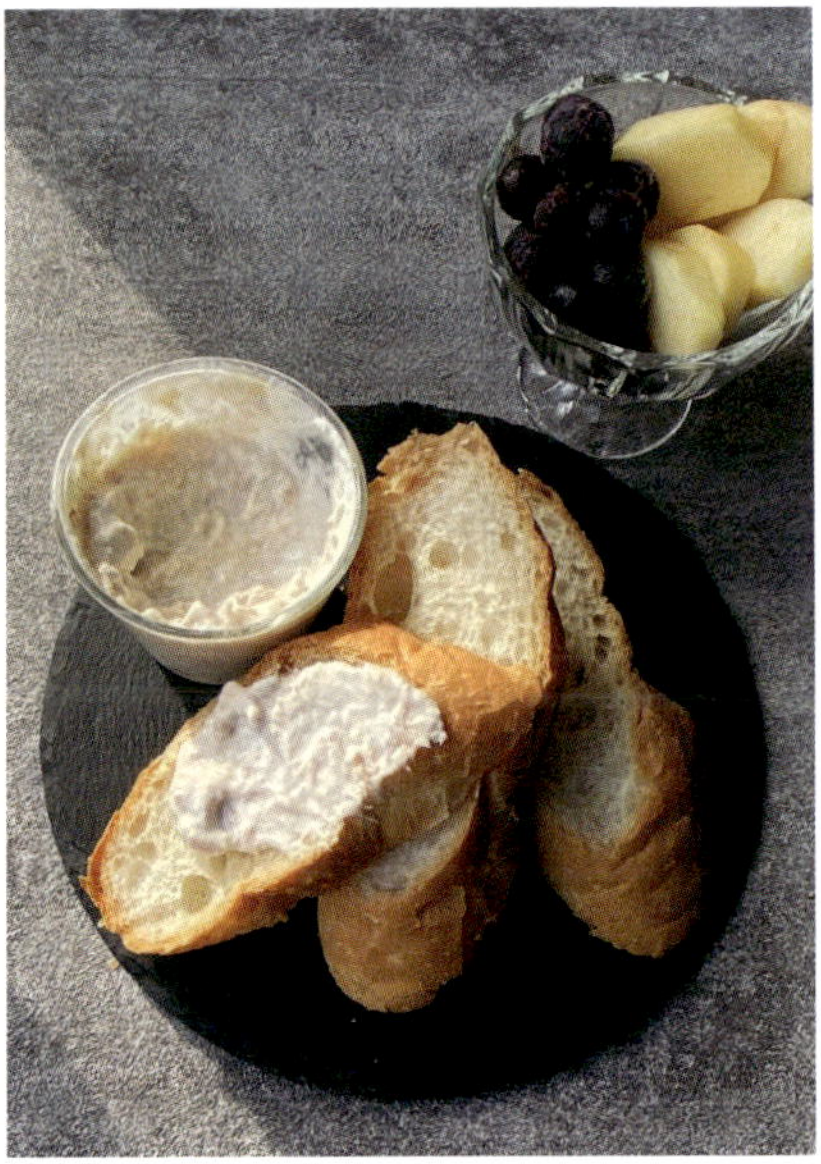

Recipe／17

ツナクリームチーズ風

材料 4人分

プレーンヨーグルト…1箱(400g)
自家製にんにくオイル
(P17・市販のにんにくチューブでも可)
…小さじ1〜2
塩…適量
ツナ缶(水煮)…1缶

作り方

1. プレーンヨーグルトの蓋を取り、開け口にキッチンペーパーをかけて輪ゴムで留める。大きめのマグカップなどの容器に逆さまに浮かせるように斜めに立てかけ、冷蔵庫で丸1日置き、水切りする。
2. 1に塩、にんにくオイルを入れ、混ぜる。
3. 2の半量に缶汁を切ったツナ缶を加え、よく混ぜる。

※ 2の半量残ったヨーグルトは、パンにのせたり、ブルーベリーなどお好みのフルーツやアーモンドと合わせて食べたりするとおいしい。

お手軽な魚のここがうれしい

- **しらす干し** いわしの稚魚を釜ゆでして干したもので、カルシウムやビタミンDが含まれます。ご飯のほか、豆腐にかけても。
- **かつお節** 煮たかつおをいぶして乾燥させたもので、たんぱく質やカルシウムが摂れます。和え物やおにぎりの具などに。
- **食べる小魚** 主にかたくちいわしの煮干しを指します。鉄分やカルシウムが豊富で、魚料理が作れない日は、そのままおやつにしてもOK!
- **あみえび** 主に素干しのおきあみを指し、カルシウムやアスタキサンチンを含みます。お好み焼きや焼きそばにおすすめ。

現代人の大半は、脂質の摂りすぎです

PFCの「F」にあたる脂質は、厚生労働省の推奨値を踏まえたPFCバランスでは20～30％になります。ですが、現代の食生活は油の多いものがメインになりやすく、脂質30％を大きく超えがちです。

たとえば、外食や市販のお弁当は揚げ物や炒め物が多いので、頼りすぎるとすぐ脂質過剰になってしまいます（※1）。「家で料理をしている」という方も、メインの魚や肉に油を使って、付け合わせのサラダにも油を使って……と、つい何にでも油を使っていないでしょうか？

また、カップラーメンやチョコレートには「糖質オフ」と書かれたものがよくありますが、脂質はオフされていないという「罠」にも

※1…お弁当を自分で選べる場合は、なるべく魚が主菜のものや、「まごわやさしい（ま＝豆類、ご＝ごま、わ＝わかめなど海藻類、や＝野菜、さ＝魚、し＝しいたけなどきのこ類）」が入っているものを選ぶようにしています。主菜が唐揚げなどの揚げ物の場合や、副菜にマヨネーズの和え物などが多い場合は脂質過剰になるため、揚げ物の衣をはずして食べることもあります。ただ、私は外食の機会が少ないほうなので、外で食べるときや仲間と過ごすときはあまり気にしすぎず、次の日にいつもの食事に戻すことにしています。イベントは楽しむことを一番重視しているのです。

注意が必要です。こうした食品はそもそも、脂質のかたまりも同然。糖質オフとされているからといって、体によいとはいえません。

脂質過剰は体にさまざまな悪影響をもたらします。美容面のトラブルはPart3でお伝えしますが、まず知っていただきたいのが健康面のリスクです。

脂質やたんぱく質に比重が偏った食生活は、「脂質代謝」「糖新生」を引き起こします。**脂質代謝に偏りきって、糖質を正常に代謝できない状態が進んでいくと、最終的には糖尿病になる**恐れもあるので要注意です。また、糖新生は肝臓と腎臓の負担になるので、長期的には肝臓や腎臓機能が低下してしまいます。

こうした健康リスクを防ぐためにも、脂質の摂りすぎには今から十分注意していきましょう。次のページで、脂質を減らすコツを紹介していますので、ぜひ試してみてくださいね。

ちなみに、BMI18未満のやせ型の方は、まず体重を増やすことが必要になるため、適正体重になるまでは脂質30%を若干オーバーしてもよいと考えられています（※2）。

※2…ちなみにBMI25以上の「肥満」とされる方も、目指すゴールは同じです。肥満で脂質が多い食生活をしていた方がPFCバランスを戻す段階で急に炭水化物を増やすと、血糖値の乱高下が起こりがちです。少しずつ脂質を減らしながら、炭水化物を増やしていかなければなりません。ですからスタートの段階では、脂質の割合が多めになります。

すぐに真似できる、食事の脂質を減らすコツ

脂質は、ホルモンの材料などとして大切な栄養素ですが、無意識の摂りすぎには注意が必要です。次のような心がけで、脂質を賢く減らしましょう。

まず、家で料理をするときは、**揚げるより煮る・蒸すなど、なるべく油を使わない調理を心がけましょう**（※1）。揚げ物を週に2回以上食べる方は、油による体内の酸化が進んで老化スピードが早まってしまうので要注意。なるべく月に1〜2回までに頻度を落とすように心がけましょう。

Memo

※1…調理油を使うときはきちんと量るようにすると、使いすぎを防げます。今までより少なくても、十分おいしく仕上がるので、新たな発見にもつながるはず！

また、1食のなかで、脂質の多い食材を組み合わせないようにすることも大切なポイントです。たとえば、肉料理にアボカドを添えたり、ポテトサラダを組み合わせたりするとかなり高脂質な献立に。つい頼りがちなチーズや加工肉などにも気をつけましょう（※2）。

さらに、ナッツにも注意が必要です。抗酸化力の高いビタミンEを豊富に含む美容食材とされていますが、実は脂質も高め。普段の食事に気をつけずにナッツをパクパク食べると、脂質過剰になってしまいます（※3）。

ただし、脂質の減らしすぎもよくありません。たとえば、忙しい朝の食事は摂取カロリーも脂質も不足しがちなので、私自身はこういうときこそ、脂質とビタミン・ミネラルなどの栄養素が摂れる「くるみ」を食べて栄養を補っています。

また、どうしてもお腹がいっぱいで食事を十分に食べられない、咀嚼《そしゃく》するのがつらいという方は、汁物に小さじ1ほどのオリーブオイルまたはココナッツオイルなどの食用油を入れてカロリーを補うという楽ワザもおすすめですよ。

※2…以下の食材には、実はこんなに脂質が含まれています。アボカド1／2個（70g）：脂質7g、プロセスチーズ1個（20g）：脂質5.2g、ソーセージ1本（20g）：脂質4.8g。

※3…くるみ5粒、アーモンド25粒、カシューナッツ20粒で、1食分の脂質を満たすことができます。ちなみに白米160gとくるみ9粒だと、くるみのほうがカロリーが高いんですよ（白米250kcal、くるみ257kcal）！

脂質の少ない主菜レシピ

脂質の少ないたんぱく源をチョイス！

魚

魚は基本的に脂質が少ないたんぱく源ですが、なかには脂質が多いものもあります。まぐろの大トロ、さば、さんまなどは、食べすぎると脂質過剰になりやすいので要注意です。

鶏肉

肉類のなかでは、比較的脂質が少ないのが鶏肉。特に脂質が少ない部位はささみやむね、多い部位はももです。また、皮がついていないものを選ぶと脂質をより控えられます。

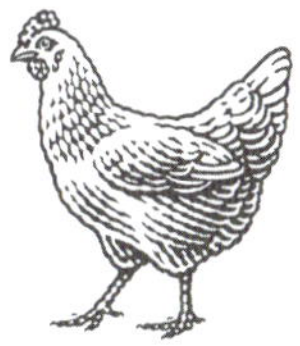

豚肉

豚肉は、部位によって脂質量にかなり差があります。脂質少なめの部位はヒレやもも。最も多いバラは、脂質量がヒレの9倍以上にのぼります。続けて食べないように心がけて！

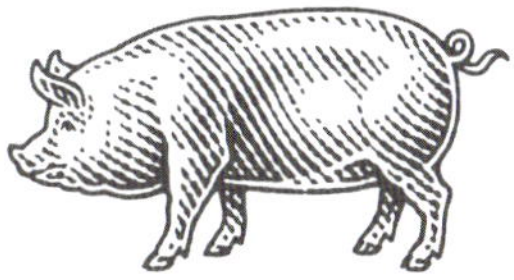

牛肉

肉類のなかで最も脂質が高いのが牛肉です。脂質が少ない部位のヒレでも鶏ももと同程度、バラは豚バラの脂質量を大きく上回ります。日頃から、牛肉はなるべく控えましょう。

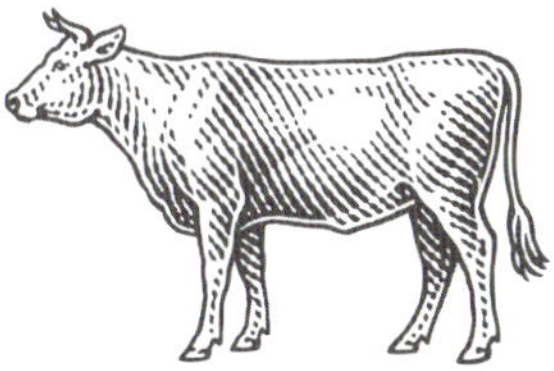

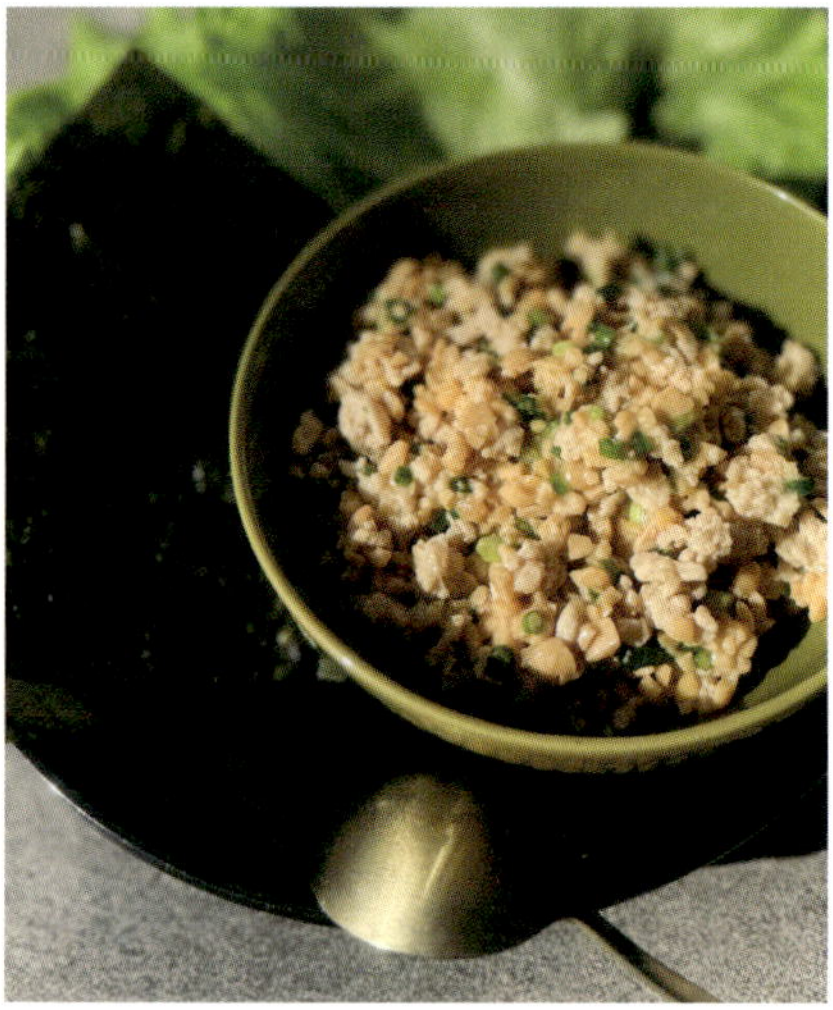

Recipe／**19**

なっ鶏そぼろ

材料 2〜3人分

納豆……2パック
鶏ひき肉……150g
おろしにんにく……小さじ2
塩……小さじ2
おろししょうが……小1片分
酒、醤油……各大さじ1
青ねぎ（小口切り）……適量（お好みで）
ごま油……大さじ1
レタスやサンチュ、のり……適量

作り方

1. フライパンに鶏ひき肉、にんにく、塩、しょうが、酒、醤油を入れて中火で炒める。
2. 汁気がなくなったら、器に移して粗熱を取る。
3. 軽く混ぜた納豆とごま油を**2**に加える。お好みで刻みねぎも加え、全体をよく混ぜる。
4. レタスやサンチュ、のりなどに巻いて食べる。

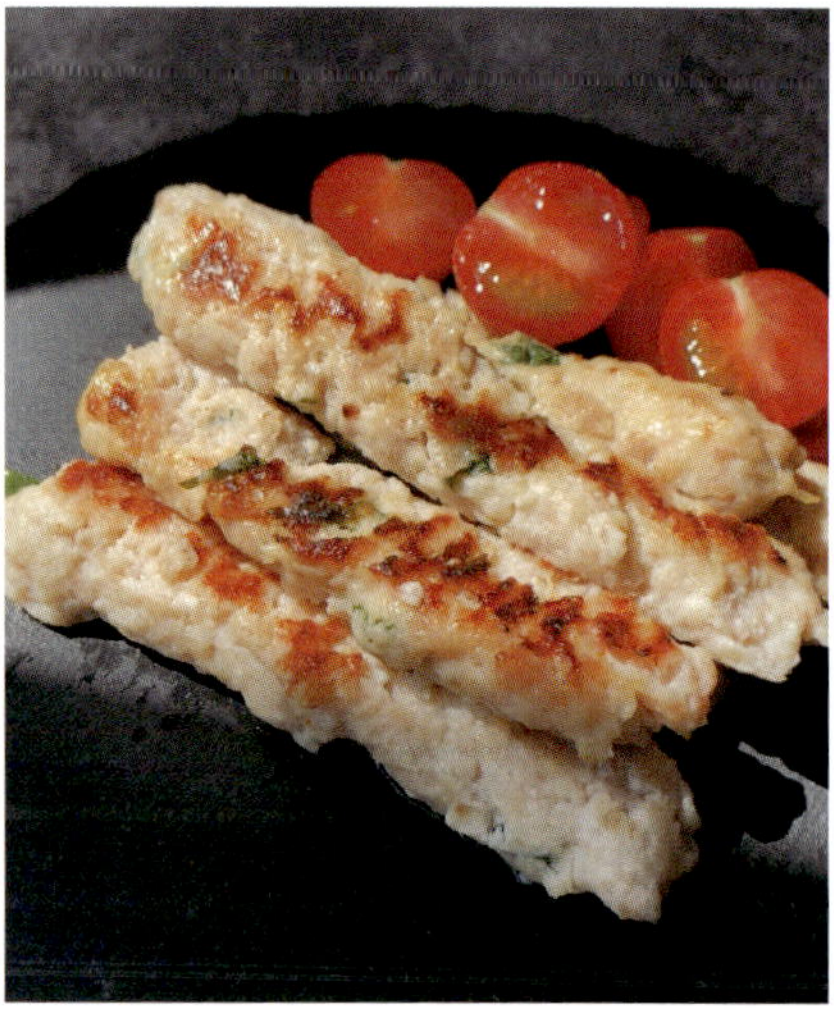

Recipe／**18**

自家製ソーセージ

材料 2〜3人分

絹豆腐（木綿でも可）……1/4丁（70g）
鶏ひき肉……180g
大葉……8枚
おろしにんにく、おろししょうが……各小さじ2
塩麹（なければ塩小さじ1で代用）……小さじ2
米粉……大さじ1

作り方

1. 豆腐はキッチンペーパーに包んで軽く水気を切る。
2. 絞り袋かポリ袋に大葉以外のすべての材料を入れ、よく揉んで混ぜる。大葉は細かくちぎりながら入れ、さらに揉み込む。
3. クッキングシートを敷いたフライパンの上に、**2**をソーセージ状に絞り出す。
4. 中火で、両面に焼き色がつくまで焼き、中まで火を通す。器に盛り、半分に切ったミニトマト（分量外）を添える。

※たねが余ったら袋の先にラップをかけて
冷凍保存しておけば、解凍後に同じように使用可能。

PFC-BALANCED MENU

PFCバランスが整う献立の作り方

MENU 1. ご飯はしっかり160g

PFCバランスの半分以上を占めるCの炭水化物を補うには、お茶碗1杯、160gのご飯がマストです。

MENU 2. いも・くり・なんきんをプラス

白米だけではビタミン、ミネラルが不足しがち。毎食いも・くり・なんきんをひとつプラスすればサプリメントいらず！

MENU 3. 野菜は汁物やせいろなどで、サッと用意

野菜のおかずをいくつも作るのは大変ですよね。味噌汁や鍋料理、せいろ蒸しならたっぷりの野菜をおいしく簡単に食べられます。

MENU 4. 主菜には脂質控えめな食材を選ぶ

主菜に使うたんぱく質食材は、脂質控えめのものをチョイス。どの種類がよいか、詳しくはP62をチェックしてください。

MENU 5. 果物を忘れずにオン

果物を適量食べることは、肥満や高血圧などの予防に役立つとされています。種類は何でもOK。その時期の旬の果物をどうぞ。

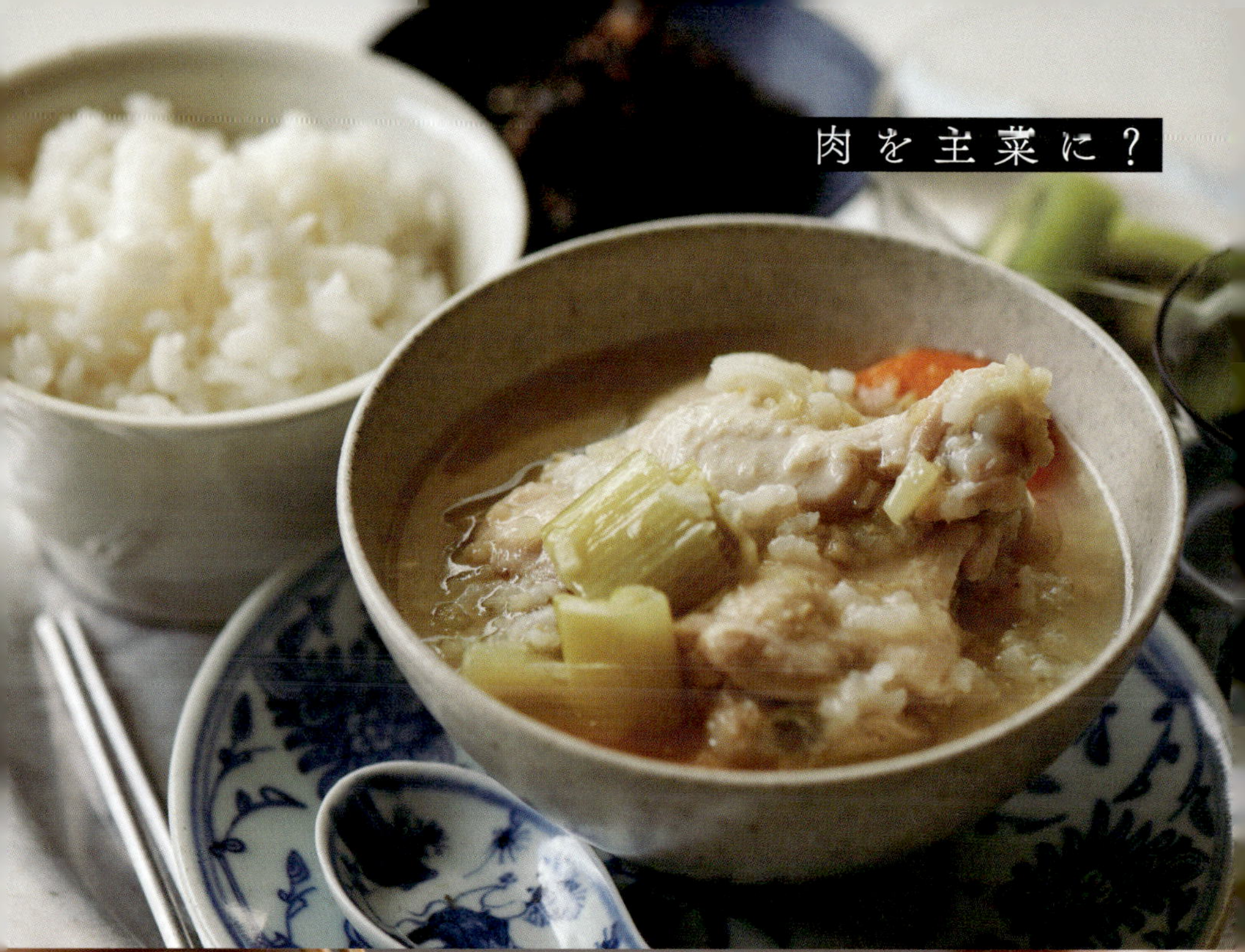
肉を主菜に？

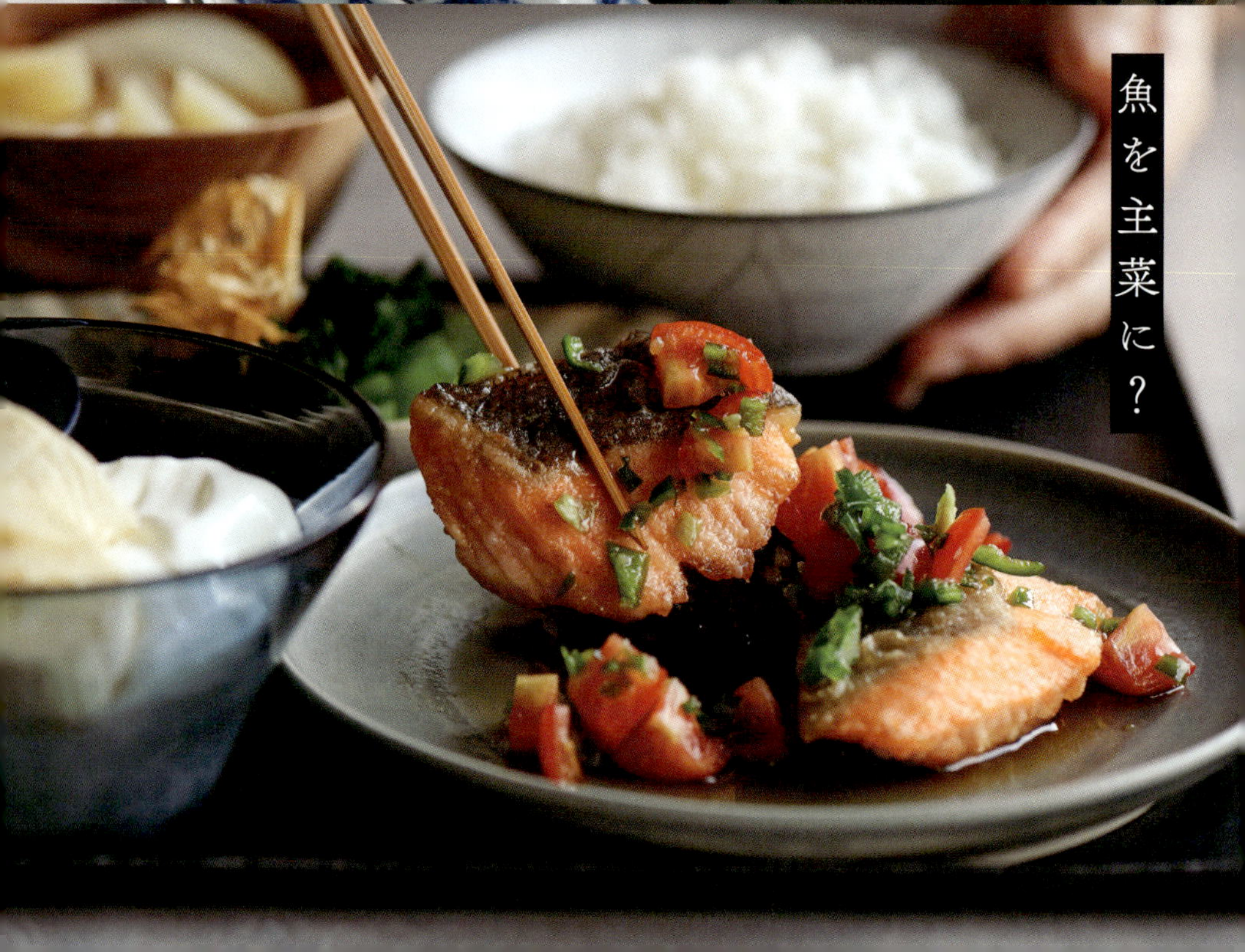
魚を主菜に？

魚が主菜の献立のコツ

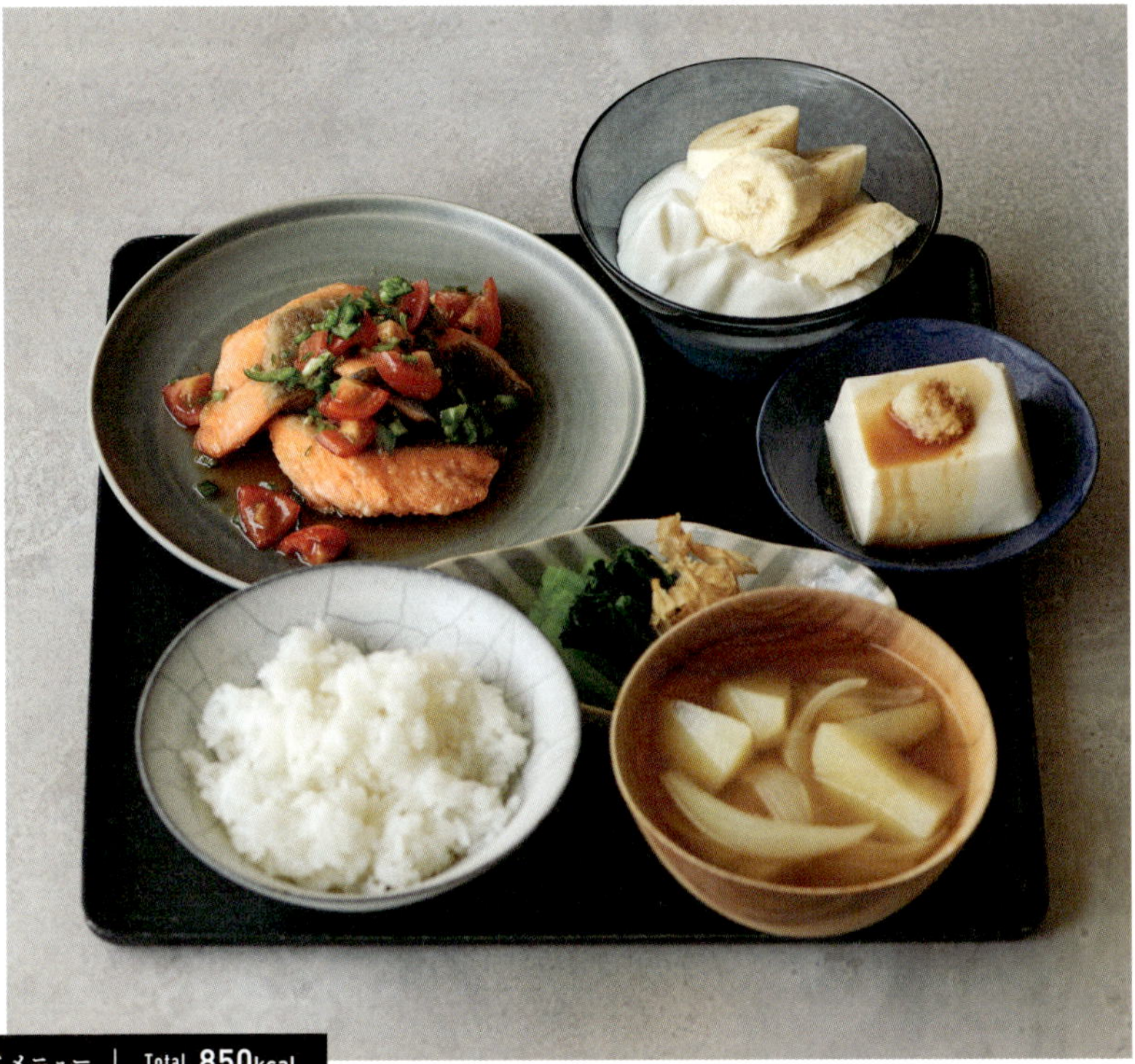

献立メニュー ｜ Total 850kcal

さけのカリッと焼き サルサソース添え、ご飯160g、小松菜のおひたし（小松菜60g、かつお節のせ）、じゃがいもと玉ねぎの味噌汁（じゃがいも、玉ねぎ各30g）、冷奴100g（醤油、おろししょうがのせ）、ヨーグルトバナナ（ヨーグルト70g、バナナ1/2本）

献立 Total PFC

P 19%　F 21%　C 61%

魚の大半は牛肉などと比べて脂質が少なめなので、揚げ物さえ控えれば調理方法を気にしすぎなくてもOK。

この献立は、主食のご飯と汁物のじゃがいも、バナナで炭水化物を満たせているうえ、日頃不足しやすいカルシウム・ビタミンA・ビタミンD・鉄・亜鉛など、あらゆる栄養素を摂取できます。コレステロールも約60mgと、1食の目安範囲内に収まります。少食の方は、冷奴を50gに減らしてもOK！ 摂取カロリーが気になる方は、ヨーグルトを無糖のものにしましょう。

Recipe / 20

さけのカリッと焼き サルサソース添え

材料 1人分

さけの切り身（塩さけ）…1切れ
米粉…10g
オリーブオイル…小さじ1

【サルサソース】
ピーマン…1/2個（約15g）
ミニトマト…4個
ポン酢醤油…大さじ1
おろしにんにく…約小さじ2
はちみつ…大さじ1

作り方

1. サルサソースを作る。ピーマンはみじん切りにし、ミニトマトは小さめに切り、ボウルに入れる。ポン酢、おろしにんにく、はちみつを加え、混ぜる。
2. さけを一口大に切り、米粉をまぶす。
3. フライパンにオリーブオイルを入れ、中火でさけの両面を焼き、火を通す。
4. 3を器に盛り、サルサソースをかける。

PFCバランスに注意すると、調理油の量を減らさなければいけないので「食事がものたりない」と感じるかもしれません。そんなときにおすすめなのが、適量の油を使ってカリッとした食感に仕上げたこのおかず。ほどよいボリューム感があり、お腹も心も満たされます！

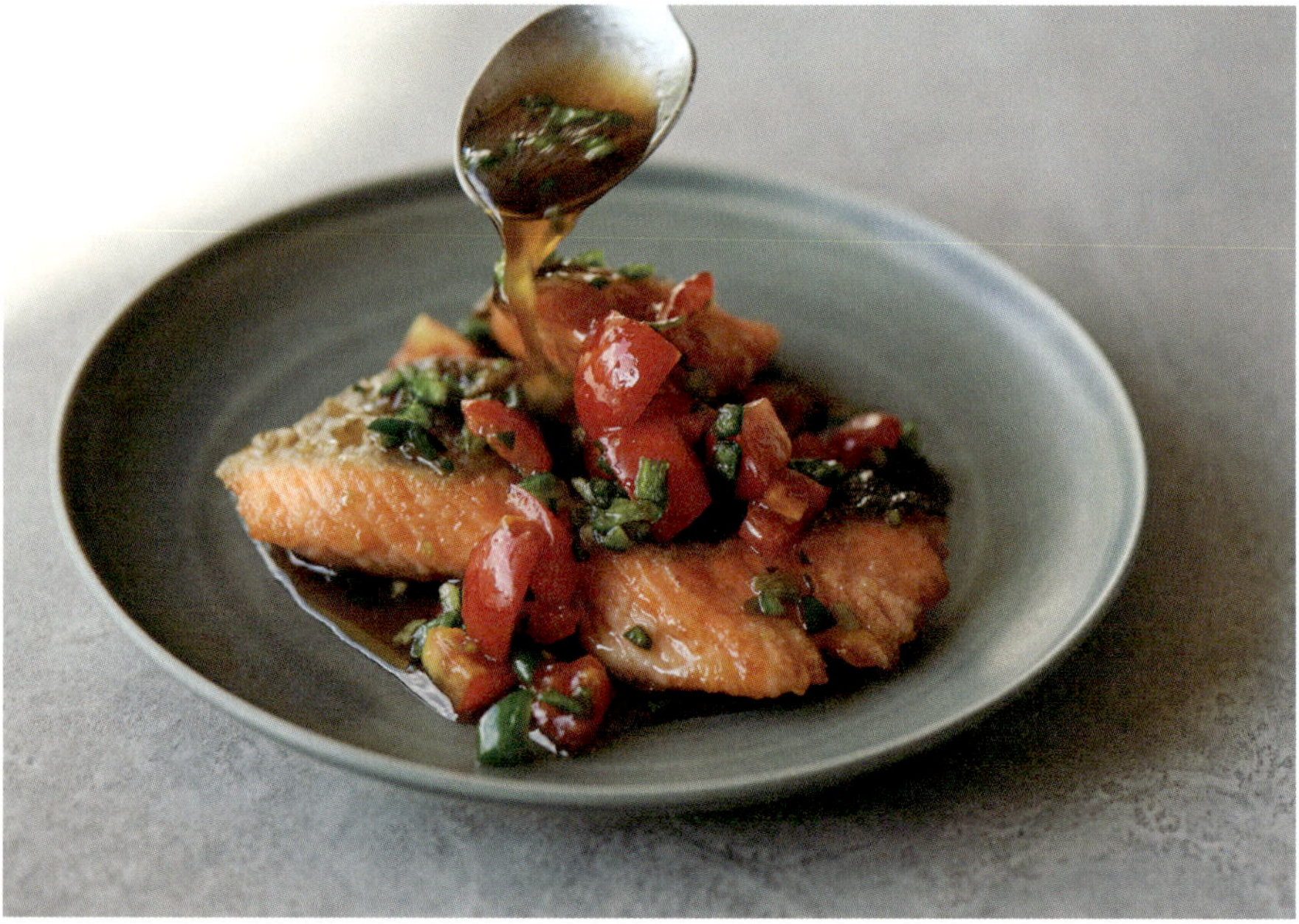

肉が主菜の献立のコツ

脂質には注意が必要ですが、お肉をしっかり食べたいときもありますよね。特に運動量の多い方、育ち盛りのお子さんがいるご家庭などでは、肉は欠かせない食材だと思います。

肉を主菜にするなら、まず脂質の少ない鶏肉を選ぶのがおすすめです。牛肉は脂質の多い部位がほとんどで、豚肉も部位によっては脂質が過剰になってしまいますが、鶏肉なら皮つきでも大幅なオーバーは防げます。プラス、副菜は和え物や煮物など、油を使わないものにすることも大切なポイントです。

また、私は肉料理のようにボリュームのある主菜を作ったときこそ、ご飯を160gしっかり食べることを心がけています。「主菜だけでお腹がいっぱいになってしまった」ということになると、やはりたんぱく質・脂質過多になってしまいがちだからです。

理想のPFCバランスをキープするためにも、ご飯は減らさないこと。さらに、いも類・野菜類・果物といった良質な炭水化物源をプラスすると、炭水化物の割合が50～65%に届きやすくなります。

鶏肉にはビタミンDがほぼ含まれず、たんぱく質が20%を若干超えてしまうのが注意点ですが、この献立は必要な栄養素がほぼすべて摂れます。手羽元が入ったサムゲタン風は、ボリューム感があって満足度が高いメニュー。しかも材料を切って煮込むだけなので、忙しいときにも作りやすくおすすめです。ただし、手羽元は脂質が多いのが注意点。一般的な女性の摂取カロリーのなかでは、2本までにとどめておくのがちょうどよいでしょう。ひじき梅干し煮をお供にして、ご飯もしっかり160g食べてくださいね。

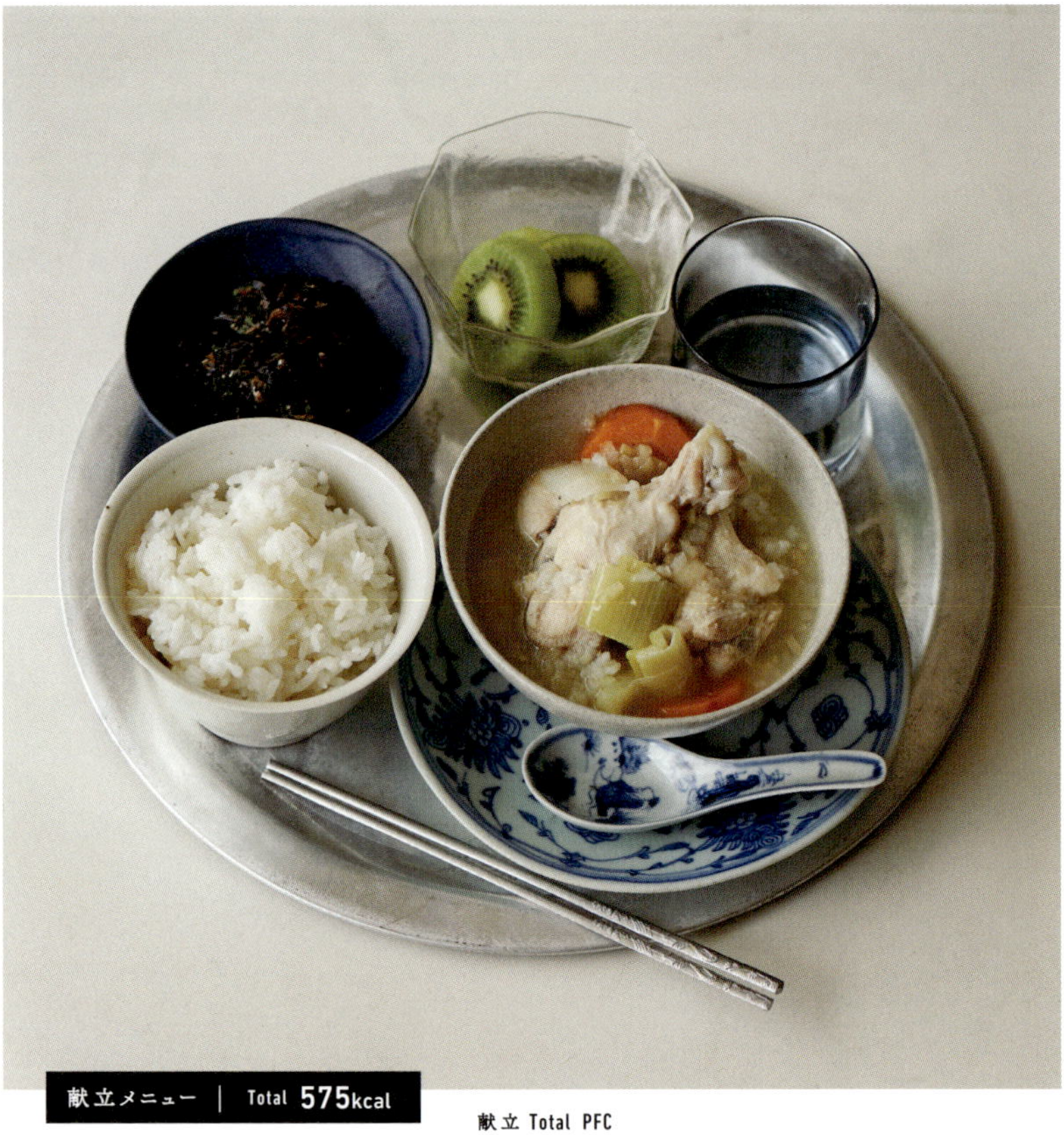

献立メニュー | Total 575kcal

サムゲタン風、ご飯160g、
ひじき梅干し煮、キウイ1/2個

献立 Total PFC

P 16%　F 19%　C 65%

「美容食」として知られる韓国のサムゲタンを、鍋で簡単に作れるレシピにしました。にんじんやいも類を加えても、さらにおいしくヘルシーになります。ちなみに我が家では、P17で紹介した自家製調味料のしょうがオイル漬け・にんにくオイルで味付けしています。

Recipe／**21**

サムゲタン風

材料 2人分

手羽元……4本（240g）
塩麹……大さじ1
長ねぎ……100g
にんじん……60g
じゃがいも（皮むき）……1個（130g）
おろしにんにく……大さじ2
刻みしょうが……30g
生米（3回ほど水を替えて洗う）……20g

作り方

1. 手羽元に塩麹を揉み込む。長ねぎは1cm幅に切る。にんじんは1cm厚さの輪切りに、じゃがいもは小さめの乱切りにする。
2. 鍋に、長ねぎ→にんじん→じゃがいも→手羽元→にんにくとしょうが→生米の順に、重ね、水（分量外）をかぶるまで入れる。
3. 蓋をして弱火にかけ、米がやわらかくなるまで煮込む。

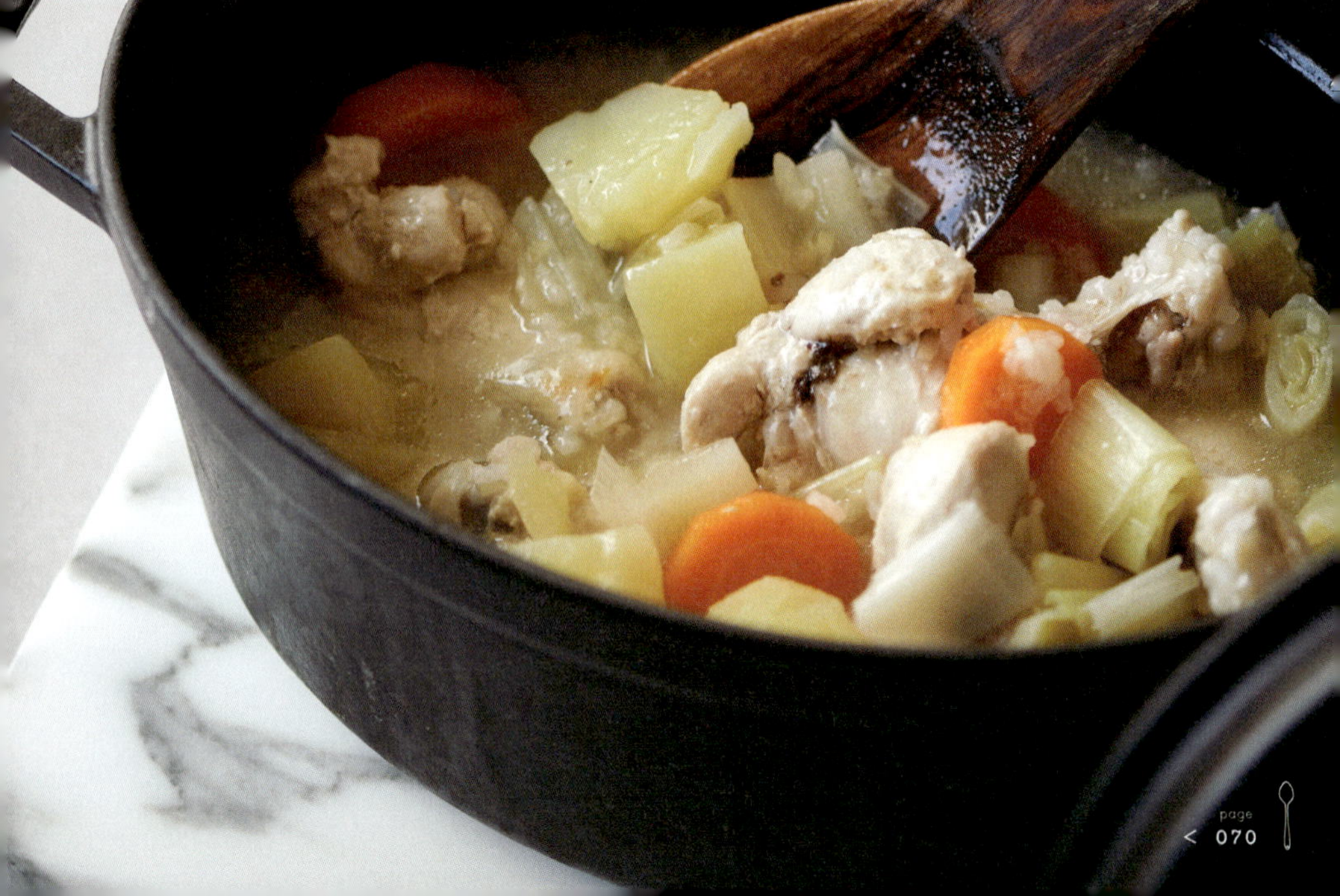

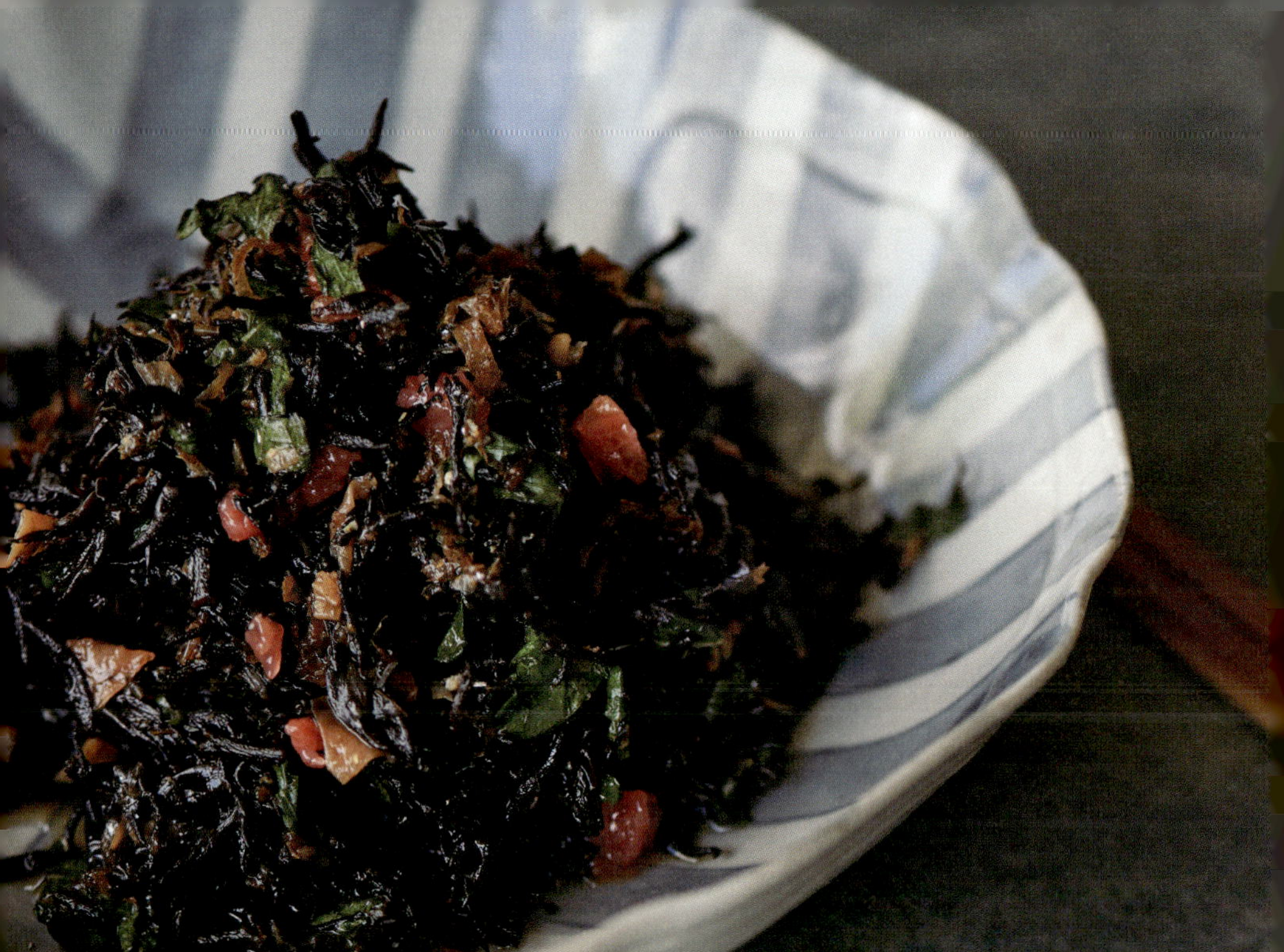

Recipe / 22

ひじき梅干し煮

じんわり広がるひじきのうま味と、梅干しのほどよい酸味がベストマッチ！　これをのせれば、お茶碗にたっぷりのご飯もあっという間に食べられます。食物繊維・ビタミン・ミネラルといった、日頃不足しがちな栄養素をまとめて摂れるのもうれしいポイントです。

材料　2人分

	ひじき	10g
	梅干し	1個
	大葉	1枚
A	醤油	小さじ1
A	かつお節	適量
A	水	100ml

作り方

1. ひじきは水で戻しておく。梅干しは種を取って刻み、大葉は粗みじん切りにする。
2. 鍋に水を切ったひじきとAを入れ、中火で煮詰める。
3. 火からおろし、梅干しと大葉を入れて混ぜ合わせる。

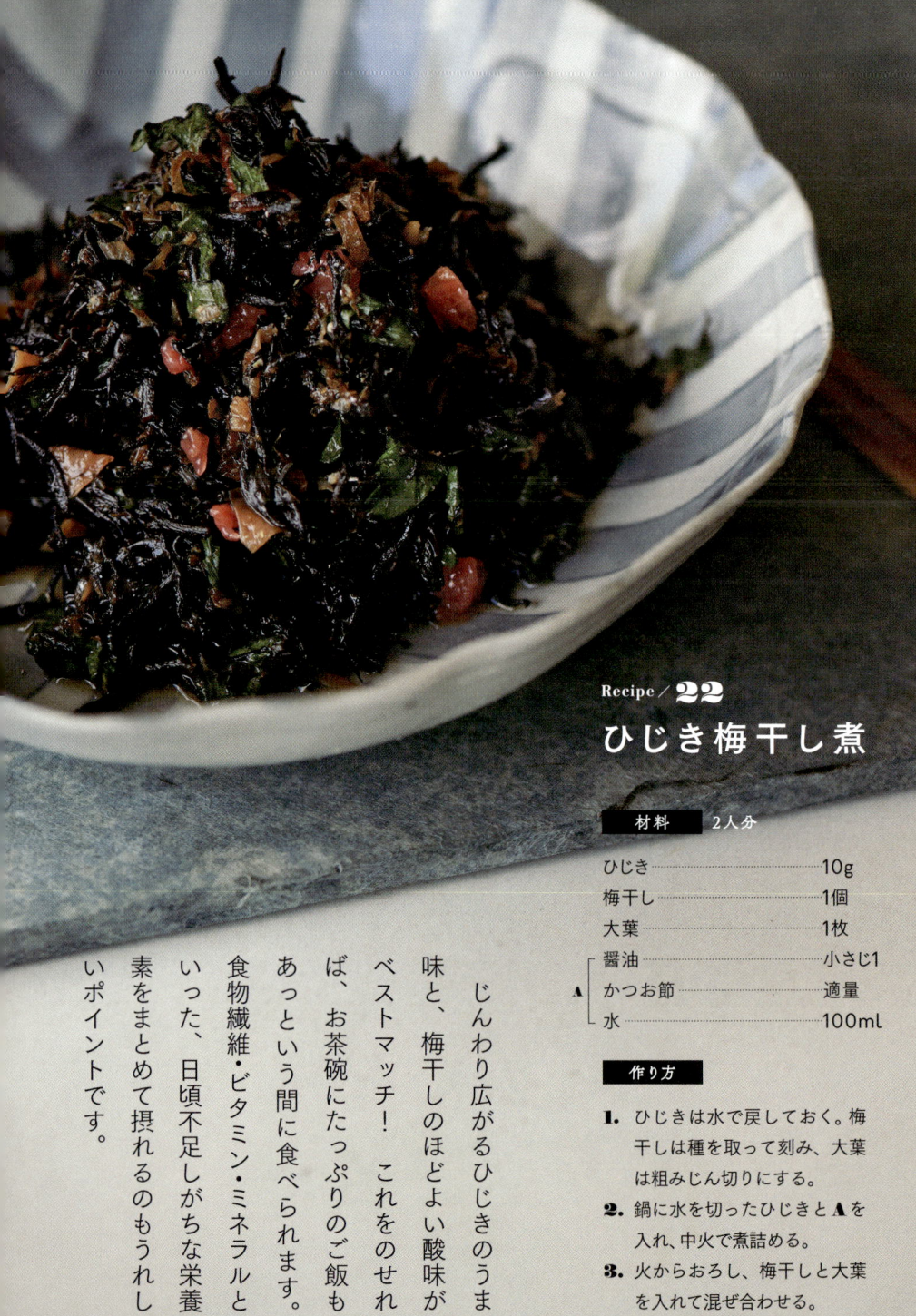

“楽チンバランス10分献立”

「朝は忙しくて時間がないし、夜は疲れきって料理をする気力が出ない。なのに毎回の食事バランスを整えるなんて、現実的に無理かも……」と思ってしまう方の気持ちは、私にもよくわかります。

私も子育てをしながら仕事をしているうえ、実は料理がそれほど得意でもありません。だからこそ「時短で作れる！」「ズボラでもできる！」というポイントについては、かなり研究してきました。

そこでご紹介するのは、10分あれば簡単にバランス献立が作れる、テクニックとレシピです。調理がいらない缶詰を使ったり、まとめて全部煮込んだりといった「ちゃんとしていない」ことをしても、PFCバランスは整えられます。多少ワンパターンが続いても、見た目がそれほどおしゃれでなくともOK。

それよりもよくないのは、完璧を目指しすぎるあまり、疲れ果てて食事改善が続かなくなってしまうことです。

「ちゃんとしていない」ことに罪悪感を持たず、要領よく健康美をキープしていきましょう！

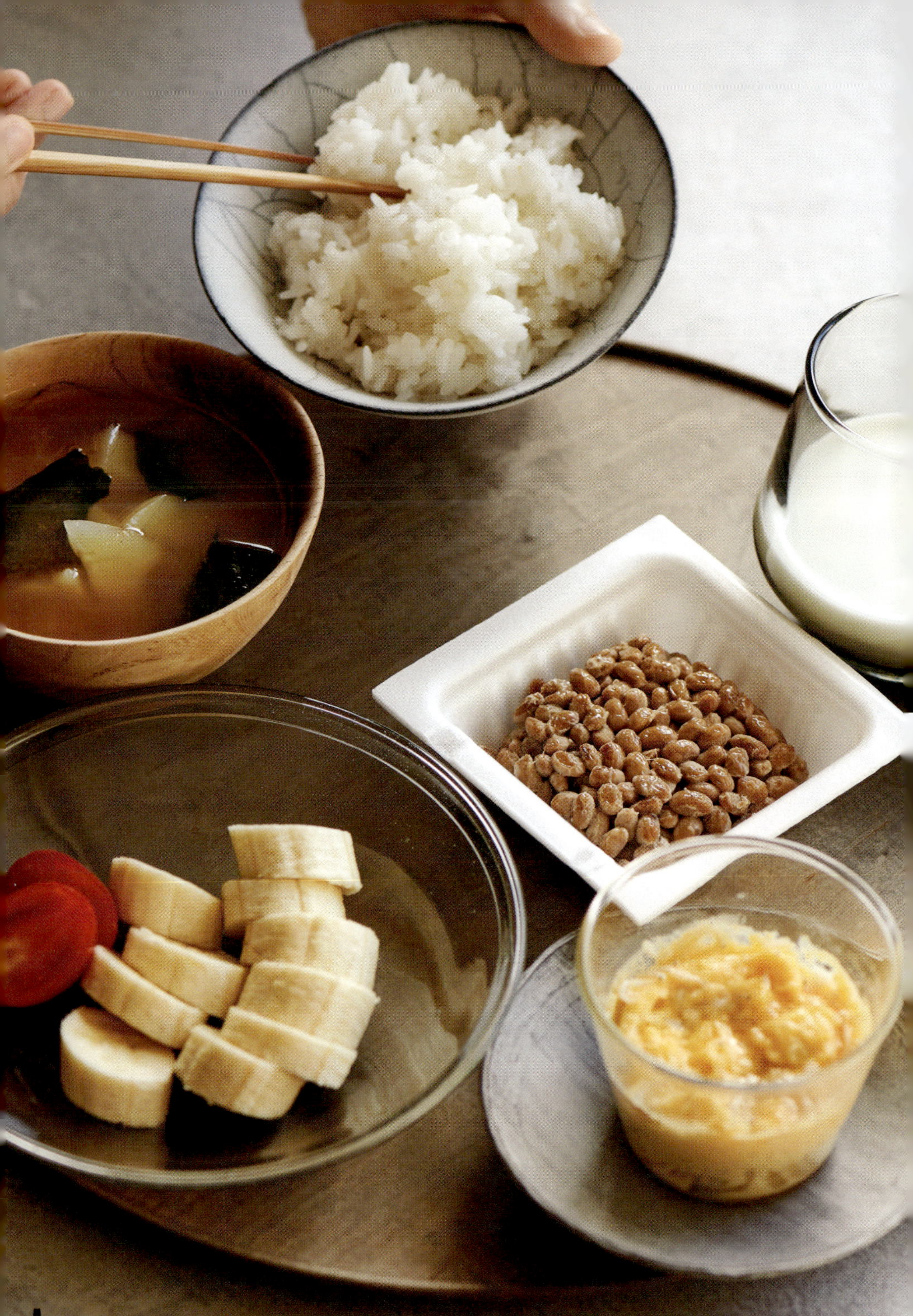

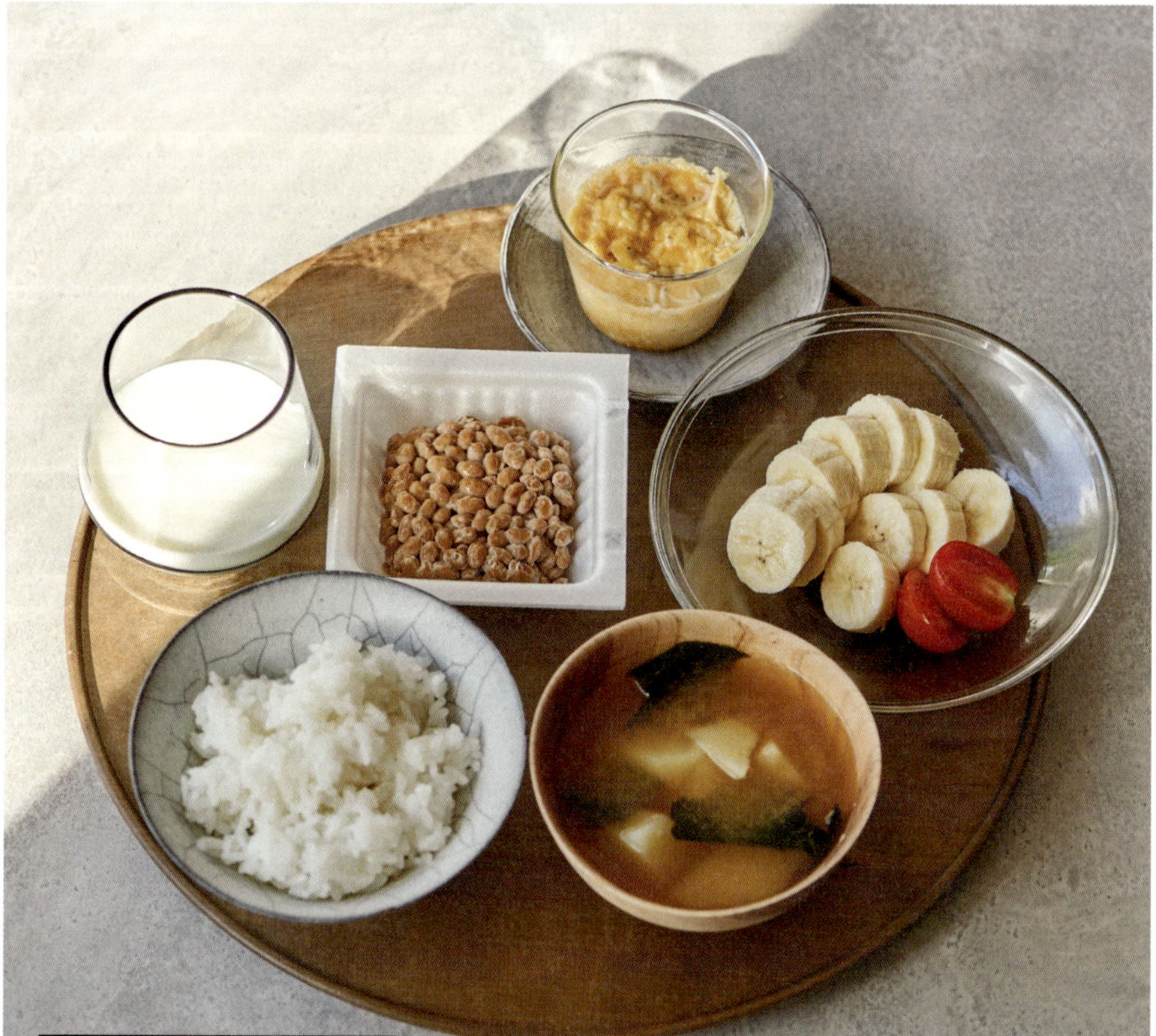

献立メニュー ｜ Total 623kcal

ご飯160g、わかめとじゃがいもの味噌汁（じゃがいも50g）、納豆1パック、バナナ1本、牛乳100ml、しらす卵焼き（しらす10g、卵1個）、ミニトマト

献立 Total PFC

P 16%　F 21%　C 63%

60%の炭水化物は、お茶碗にたっぷりのご飯160gと、味噌汁に入れたじゃがいも、バナナで確保しています。和食も洋食も、汁物には必ずいも類を入れるのがポイント！ また、忙しい朝はバランスが崩れやすいので、コップ半分ほどの牛乳を追加すると、ビタミンDも補えます。卵としらすは、白だし小さじ1、水大さじ1を加えてよく混ぜ、電子レンジ（600W）で約1分半加熱すると、超簡単で優しい味わいのおかずに。できれば、緑黄色野菜を毎食ひとつプラスしたいので、彩りにミニトマトを添えれば完璧です。

時間もない、体力もない、そんなときは……

CASE 1. 困ったときの「缶詰頼み」

開けてすぐ食べられる缶詰は、常にストックしておきたいお助け食材！　夏でも保存がきくのでたくさん買い置きしても安心です。さば缶、ツナ缶といったメインおかずになる缶詰のほか、スープ系に使えるトマト缶、サラダやフムスになる豆缶もおすすめです。

CASE 2. 鍋にすれば勝手にバランスが整う

具材をまとめて煮込んでそのまま食卓に出せる鍋料理は、簡単なうえに栄養バランスも整えやすく、忙しいときにおすすめ。「緑黄色野菜ときのこ類を加えて、不足しがちなビタミンを摂る」「市販の鍋の素は添加物が多いので避ける」というポイントを守って。

CASE 3. 週末に常備菜を用意しておく

時間のある週末に、切り干し大根の煮物・ひじき煮・なめ茸など保存のきく常備菜を作っておくと、平日の夜が楽になります。また、野菜は切る・ゆでるなどの下ごしらえを済ませて冷凍、肉や魚も下味をつけて冷凍しておけば、出来合いのお惣菜いらずです！

CASE 4. チンするだけで食べられるいも類も活用

いも類は毎日摂りたい炭水化物源。レンジで加熱するだけで食べられるので、味変でマンネリを避けながら活用しましょう。PFCバランスを学んで意識すると逆に脂質不足になる方もいるので「じゃがバター」「かぼちゃチーズくるみ」など、あえて脂質を加えてもOK。

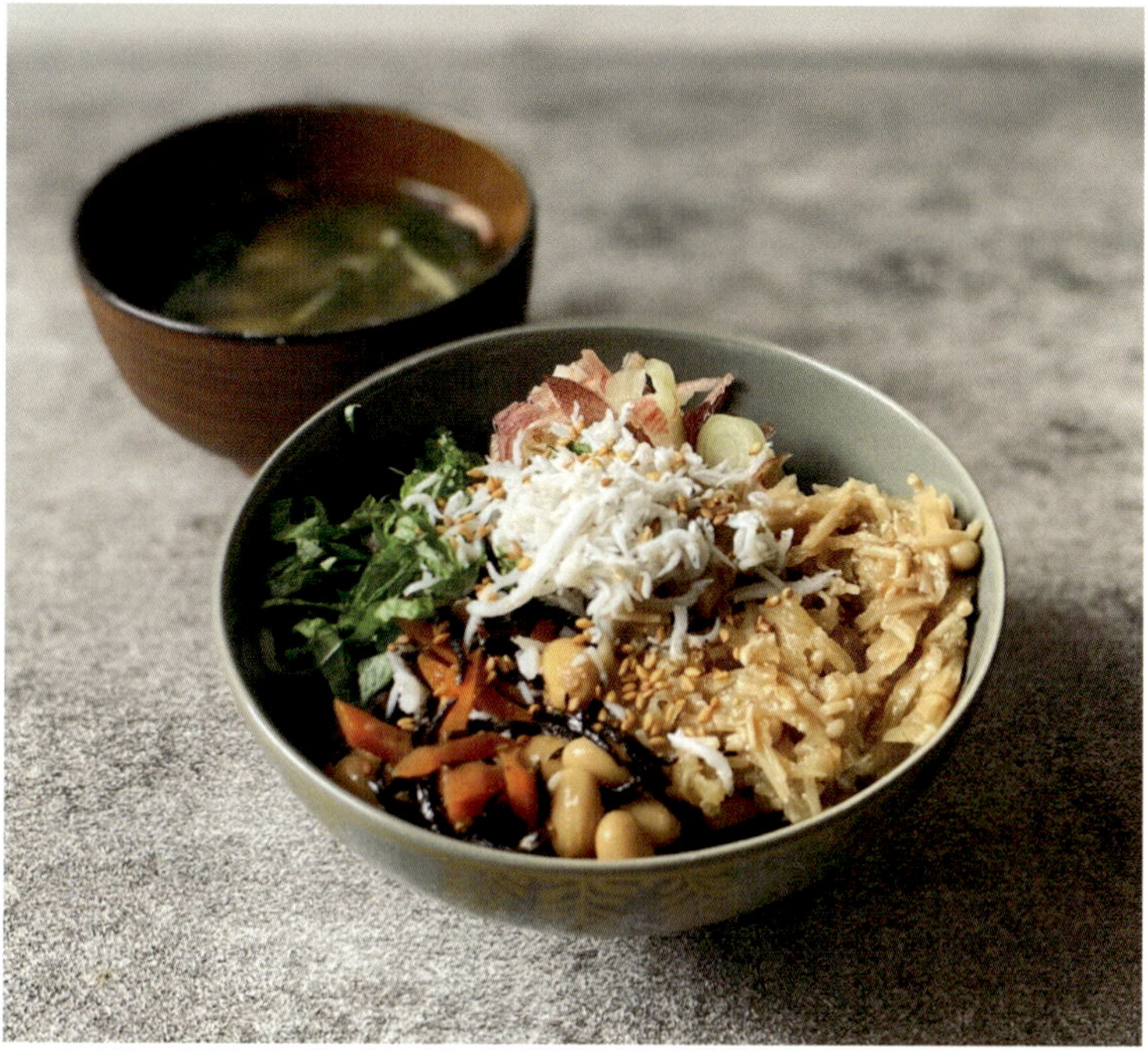

Recipe／23

まごわやさしい丼

材料 1人分 （ひじきの煮物は作りやすい分量 ※丼には50gのみ使用）

ご飯（雑穀米）	160g
切り干し大根なめ茸（P41）	30g
大葉	3枚
みょうが	1個
しらす	15g
白いりごま	適量
オリーブオイル	大さじ1
ひじきの煮物：ひじき	15g
ひじきの煮物：にんじん	1/3本（30g）
ひじきの煮物：油揚げ	1/2枚（15g）
ひじきの煮物：大豆（水煮）	30g
ひじきの煮物：醤油、みりん、煮干し粉末	各大さじ2

献立 Total PFC

P 11%　F 27%　C 62%

作り方

1. 大葉とみょうがは細切りにする。
2. ひじきの煮物を作る。ひじきはボウルに入れて水で戻し、にんじんは細切りにする。
3. フライパンに油をひき、中火で2と大豆を炒める。
4. 調味料と煮干し粉末を入れ、中火で煮汁がなくなるまで煮詰める。
5. 温かいご飯を器に盛り、その上に4を50gと、1、切り干し大根なめ茸、しらすをのせる。白いりごまをふり、オリーブオイルを回しかける。

※残ったひじきの煮物は冷蔵庫で4～5日保存可能

献立メニュー｜ Total 647kcal

まごわやさしい丼、長いもとわかめの味噌汁（長いも50g）、バナナ90g

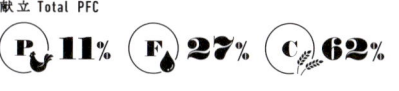

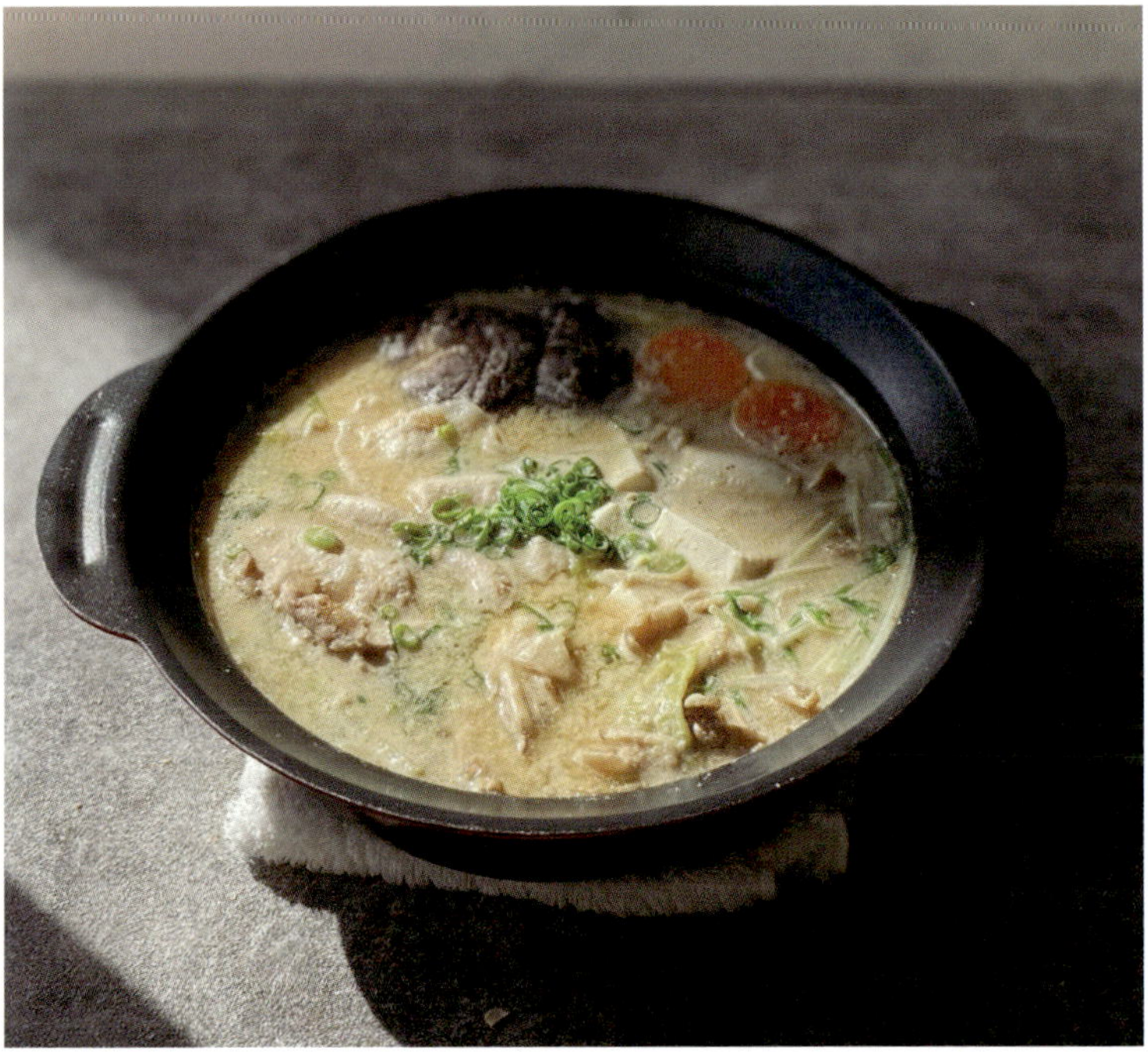

Recipe／24

豆乳ごま味噌鍋

材料　4人分

キャベツ	1/4個
にんじん	1本（180g）
水菜	100g
しいたけ	2個（8g）
まいたけ	1パック（90g）
絹豆腐	1丁（300g）
豚もも肉	280g
水	300ml
A 水	約50ml
A 味噌	大さじ3
A 白すりごま	大さじ3
A ねりごま	大さじ3
A おろしにんにく	小さじ2
無調整豆乳	100ml
青ねぎ（小口切り）	適量

作り方

1. 野菜類、きのこ、豆腐、豚肉は食べやすい大きさに切る。
2. 1と水を鍋に入れ、蓋をして中火で煮る。
3. Aをボウルに入れて混ぜ、味噌ごまダレを作る。
4. 鍋の具材に火が通ったら、豆乳を加えて弱火で温める（分離するので沸騰させないようにする）。3を回し入れ、青ねぎを散らす。

献立メニュー　|　Total 761kcal

豆乳ごま味噌鍋、ご飯160g、りんご1/4個、干しいも1枚（40g）

献立 Total PFC

P 15%　F 28%　C 57%

Recipe／26

キャベツ盛り

材料　2人分

キャベツ……1/3個
油（お好みの種類で可）……適量
塩麹（塩でも可）……小さじ2
しらす……30g

作り方

1. キャベツをスライサーか包丁で千切りにする。水に1分ほどさらし、水気をしっかり切る。
2. 油、塩麹、しらすを加え、全体をよく混ぜる。

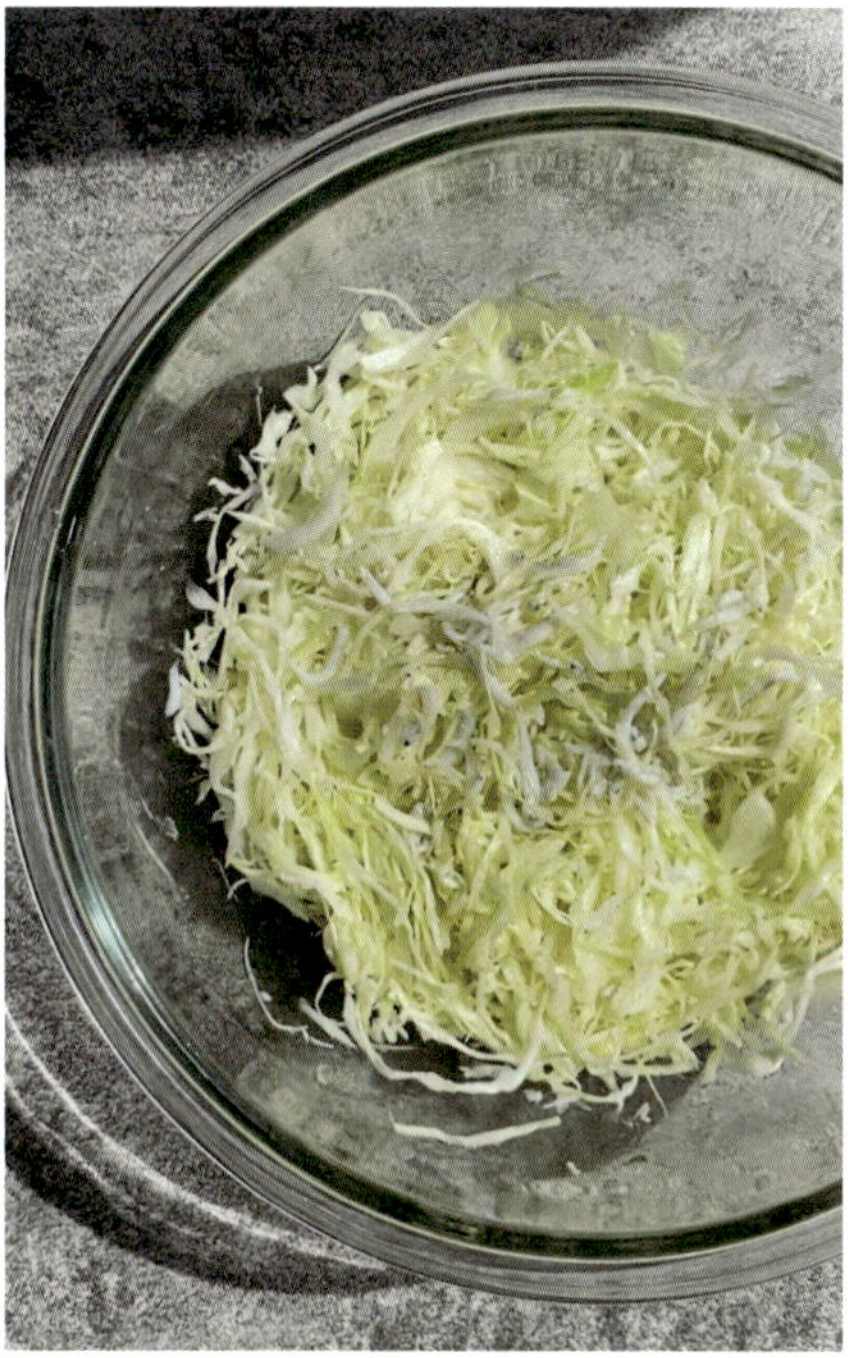

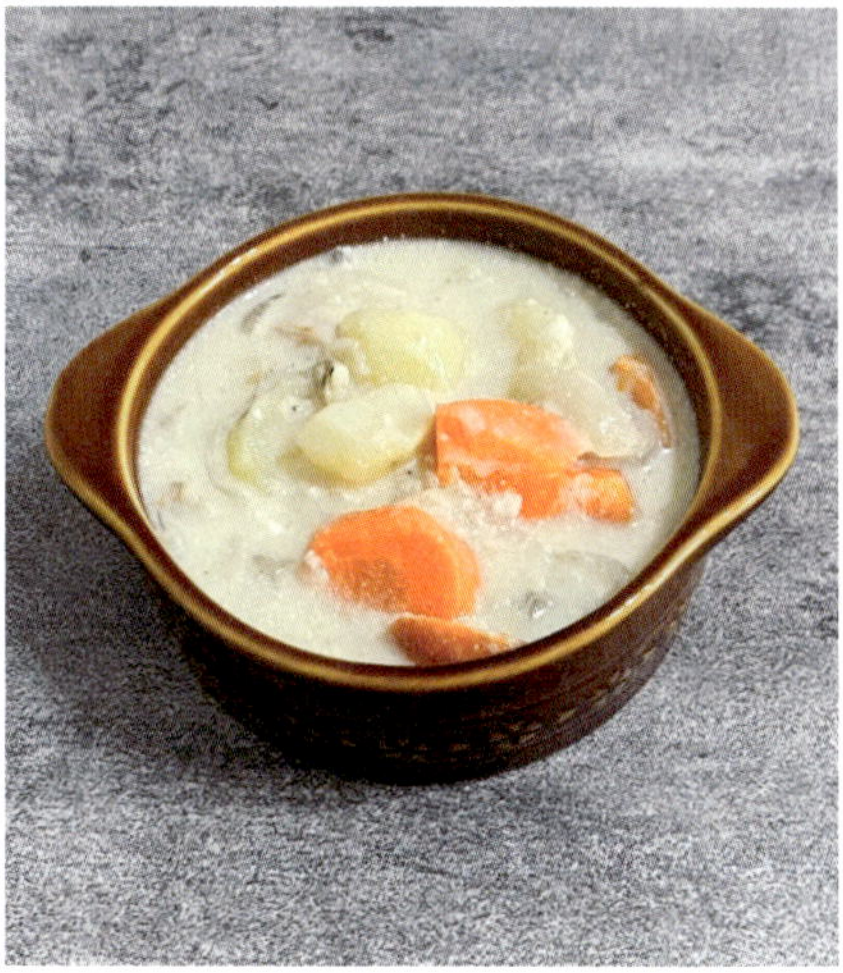

Recipe／25

クラムチャウダー

材料　2人分

鶏むね肉（皮つき）……140g
玉ねぎ麹（P114）……大さじ2
にんじん……1本（180g）
玉ねぎ……1個（約200g）
じゃがいも（小）……4個（約400g）
あさりの水煮缶……1缶（約100g）
水……200ml
牛乳……200ml
米粉……30g

作り方

1. 鶏むね肉は食べやすい大きさに切り、大さじ1の玉ねぎ麹を揉み込む。
2. 野菜を食べやすい大きさに切る。
3. 鍋を中火にかけ、炒め油は使わずに鶏むね肉の皮面を焼き、焼き色が付いたら2の野菜を入れ、軽く火が通るまで炒める。
4. 米粉を入れ、全体になじませる。
5. 水を入れ、具材がやわらかくなるまで中火で煮込む。
6. あさりの水煮缶を汁ごと、牛乳、残りの玉ねぎ麹を入れ、混ぜ合わせてひと煮立ちさせる。器に盛る。

Recipe / 28

かぼちゃサラダ

材料 2人分

かぼちゃ……1/4個
クリームチーズ……50g
塩……少々
素焼きアーモンド……適量

作り方

1. かぼちゃは皮つきのままよく洗い、種とわたをスプーンでくり抜く。耐熱皿にのせ、ラップをふんわりかけ、電子レンジ（600W）で約7分加熱して、かたいようであれば追加で加熱する。
2. アーモンドを包丁で刻む。
3. 1をスプーンでざっくりつぶし、クリームチーズ、塩、2を入れて混ぜる。

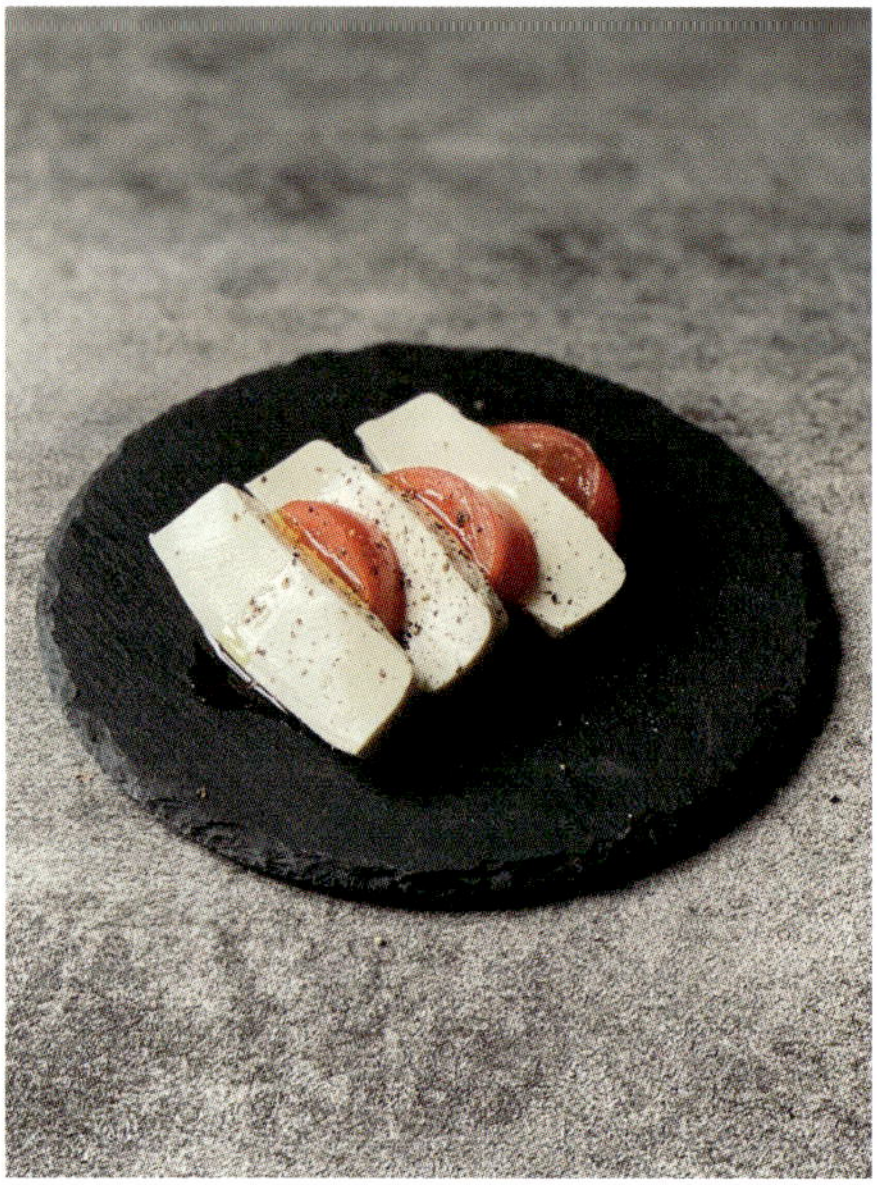

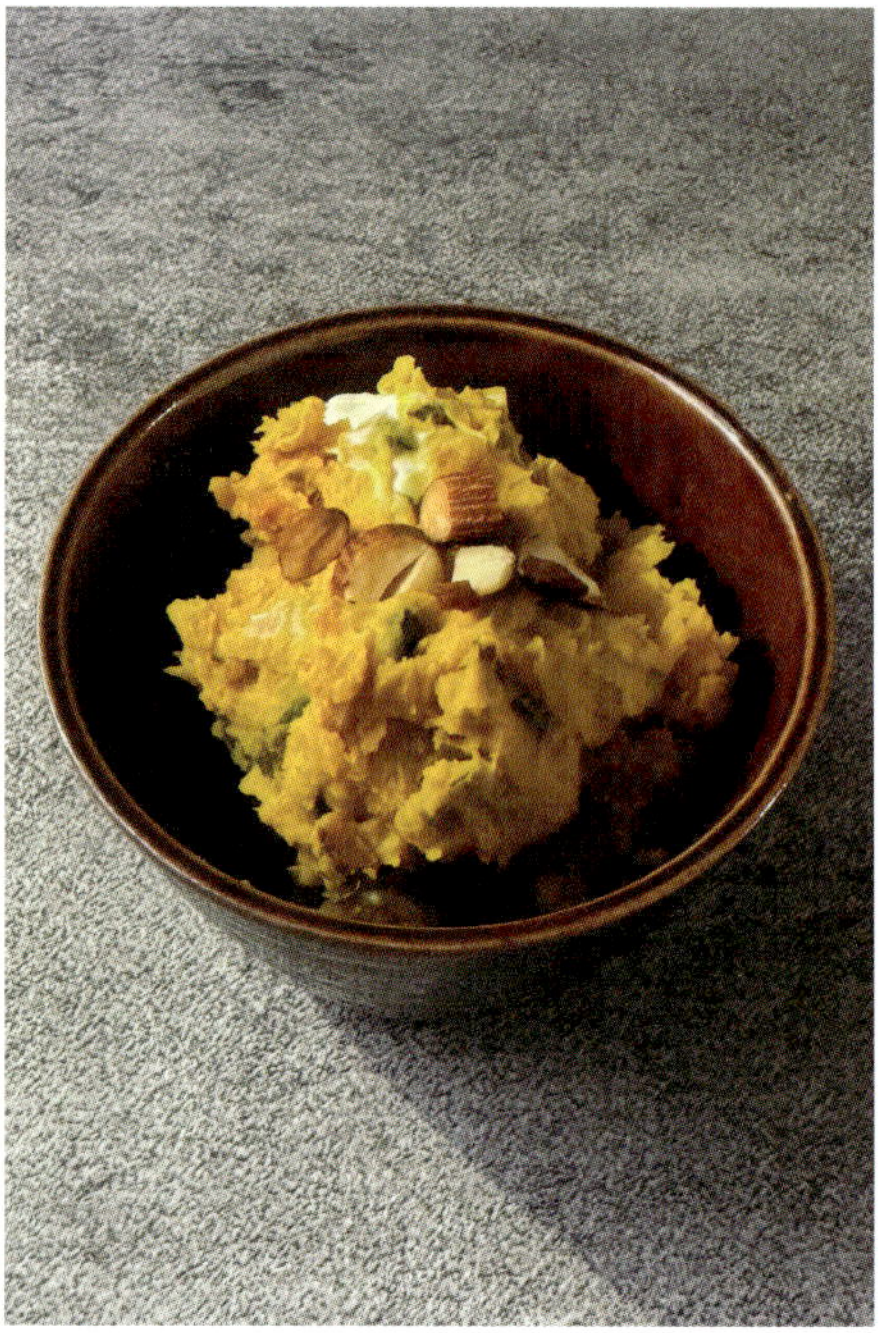

Recipe / 27

濃厚豆腐 カプレーゼ風

材料 作りやすい分量

絹豆腐……1丁（300g）
塩麹……約大さじ1
トマト、オリーブオイル、粗びき黒こしょう……各適量

作り方

1. 豆腐の表面に、塩麹をまんべんなく塗りつける。
2. 1をキッチンペーパーで包み、ボウルに重ねたざるの上などに置き、水切りする（あれば、コップや皿など重しになるものをのせると、よりしっかり水切りできる）。冷蔵庫に1日置く。
3. 2とトマトを1cm厚さに切って交互に重ねて器に盛り、オリーブオイルをかけ、粗びき黒こしょうをふる。

（食事のバランスが勝手に整う食事術）

コンビニで献立をそろえる方法

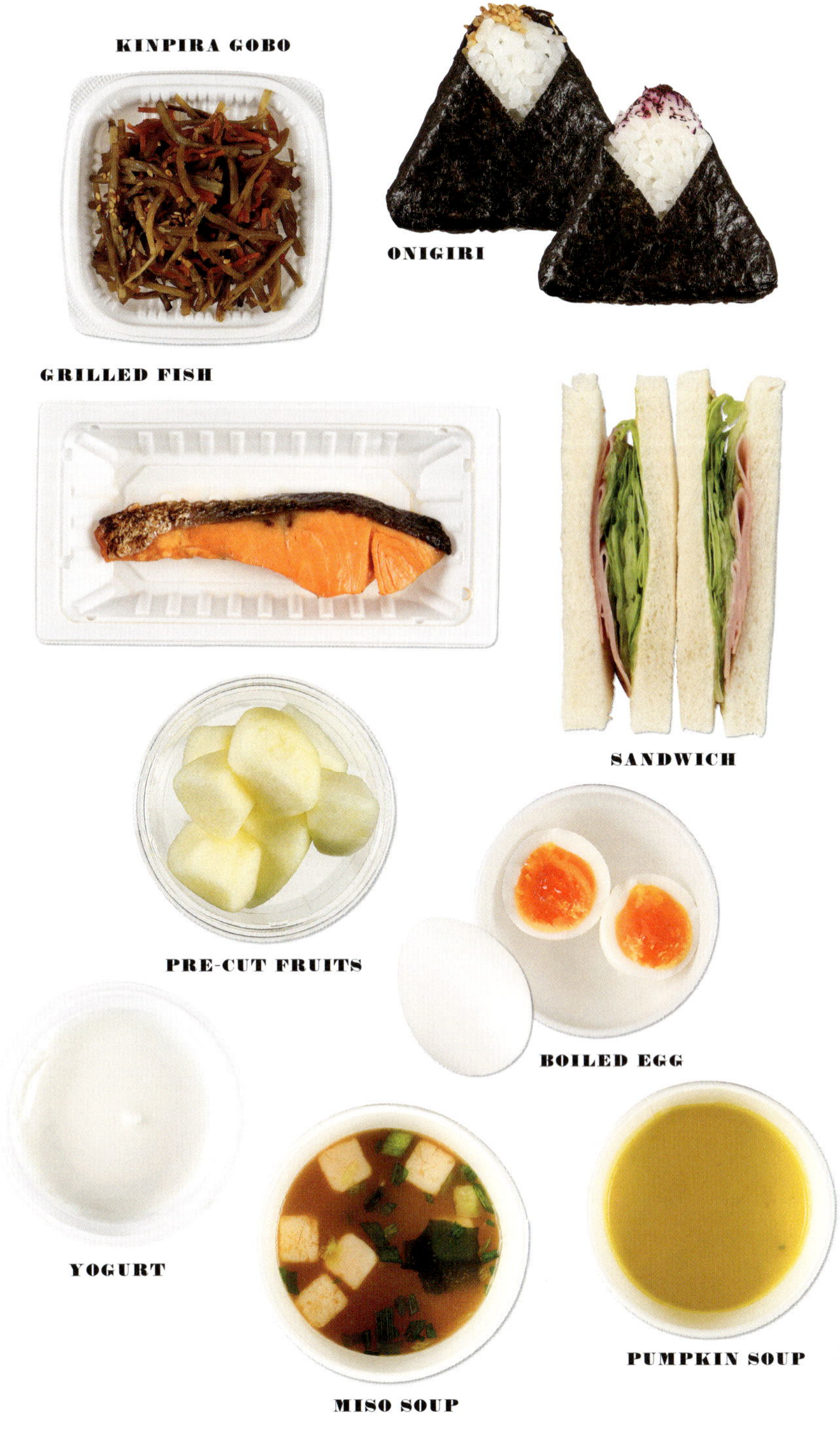
KINPIRA GOBO
ONIGIRI
GRILLED FISH
SANDWICH
PRE-CUT FRUITS
BOILED EGG
YOGURT
MISO SOUP
PUMPKIN SOUP

SET 1

おにぎりセット

内容

- おにぎり 2個（さけ・梅）
- 焼き魚
- きんぴらごぼう
- カットフルーツ
- カップ味噌汁

マヨ系以外のおにぎり2個で、炭水化物をしっかりチャージ。おかずにパック入りの焼き魚や煮魚を活用すればたんぱく質は十分摂れるので、汁物は豚汁などより野菜系の味噌汁が◎。

SET 2

サンドイッチセット

内容

- ハム野菜サンドイッチ
- ゆで卵
- かぼちゃスープ
- カットフルーツ
- プレーンヨーグルト

パン食の場合は、甘い菓子パン系を控えることが基本です。ゆで卵は、サラダチキン半分ほどに置き換えてもOK。1日1回は摂りたい乳製品も、できれば組み合わせましょう。

外食するときのポイント

外食するときは、なるべく魚系のメニューを選ぶのがおすすめ。フライは避けて焼き魚や煮魚にすると、より脂質を抑えやすくなります。ただ、外食だけでバランスを取るのは難しいので、帰ったら果物や野菜を食べる、間食に干しいもを食べるなどして栄養を補いましょう。

献立 CHECK 1

Yさん（42歳）

お悩み

☑ 慢性的な肌トラブル ☑ 花粉症

昼

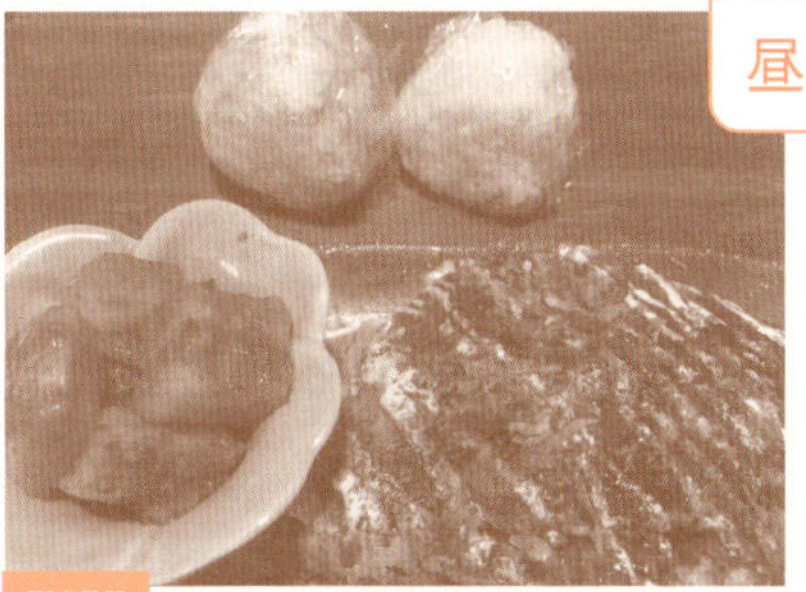

menu

- お好み焼き
- 大根キムチ
- おにぎり2個
- 味噌汁（写真なし）

朝

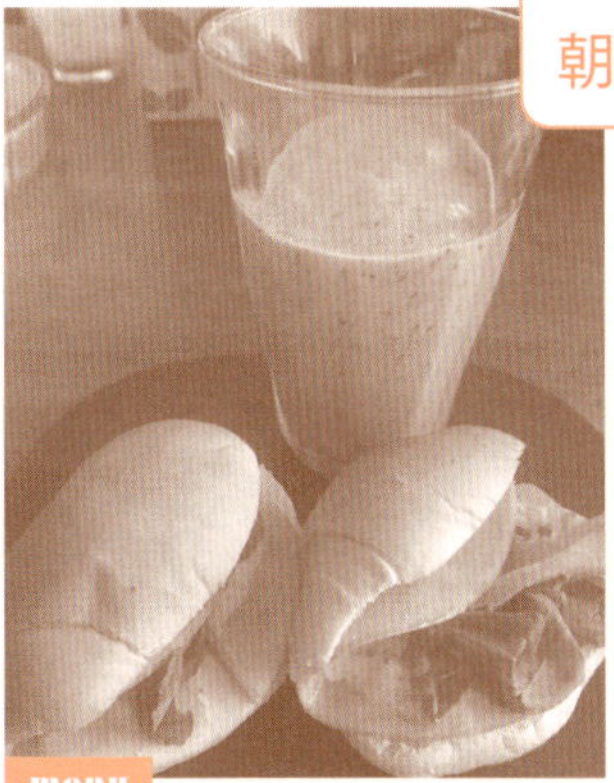

menu

- ロールパンサンド
- ブルーベリーとバナナ、アボガドの豆乳スムージー

夜

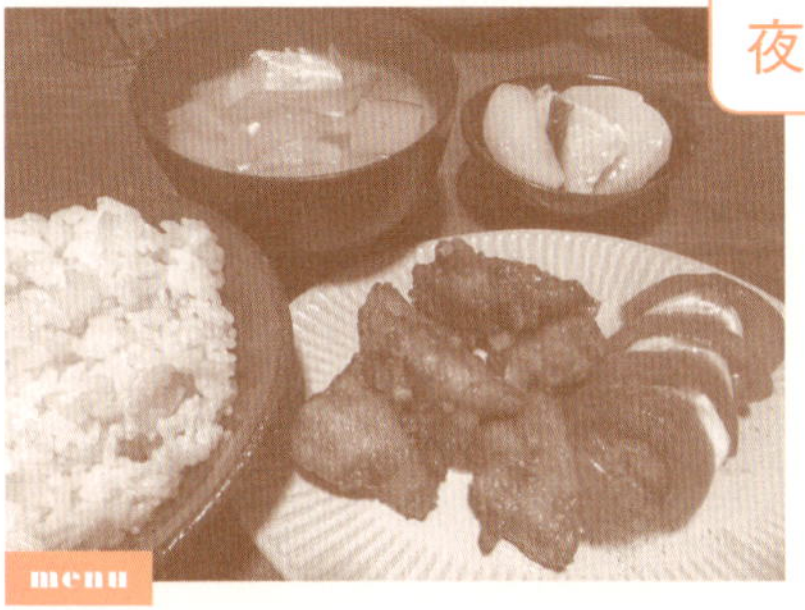

menu

- ささみの甘辛焼き
- トマトのカプレーゼ
- じゃがいもとさけの塩バター
- ご飯
- 味噌汁

間食 15:00

menu

- クリームチーズタルト
- コーヒー

カロリー量はＯＫ！
脂質過剰に要注意

介護士・セラピストをされているYさん。今の女性には珍しく、十分なカロリー量を確保できているのが◎。バラエティ豊かな献立は一見バランスがよさそうですが、実は脂質が多めです。朝はパン食ですが、パンはハム・チーズなど脂質の高いものとセットになりがち。夜もカプレーゼにバター焼きと、油系の副菜を組み合わせているのが気になります。昼・夜にご飯をしっかり摂っているのは素晴らしいので、あとは脂質を控えればパーフェクトは間近！

1日の総摂取カロリー

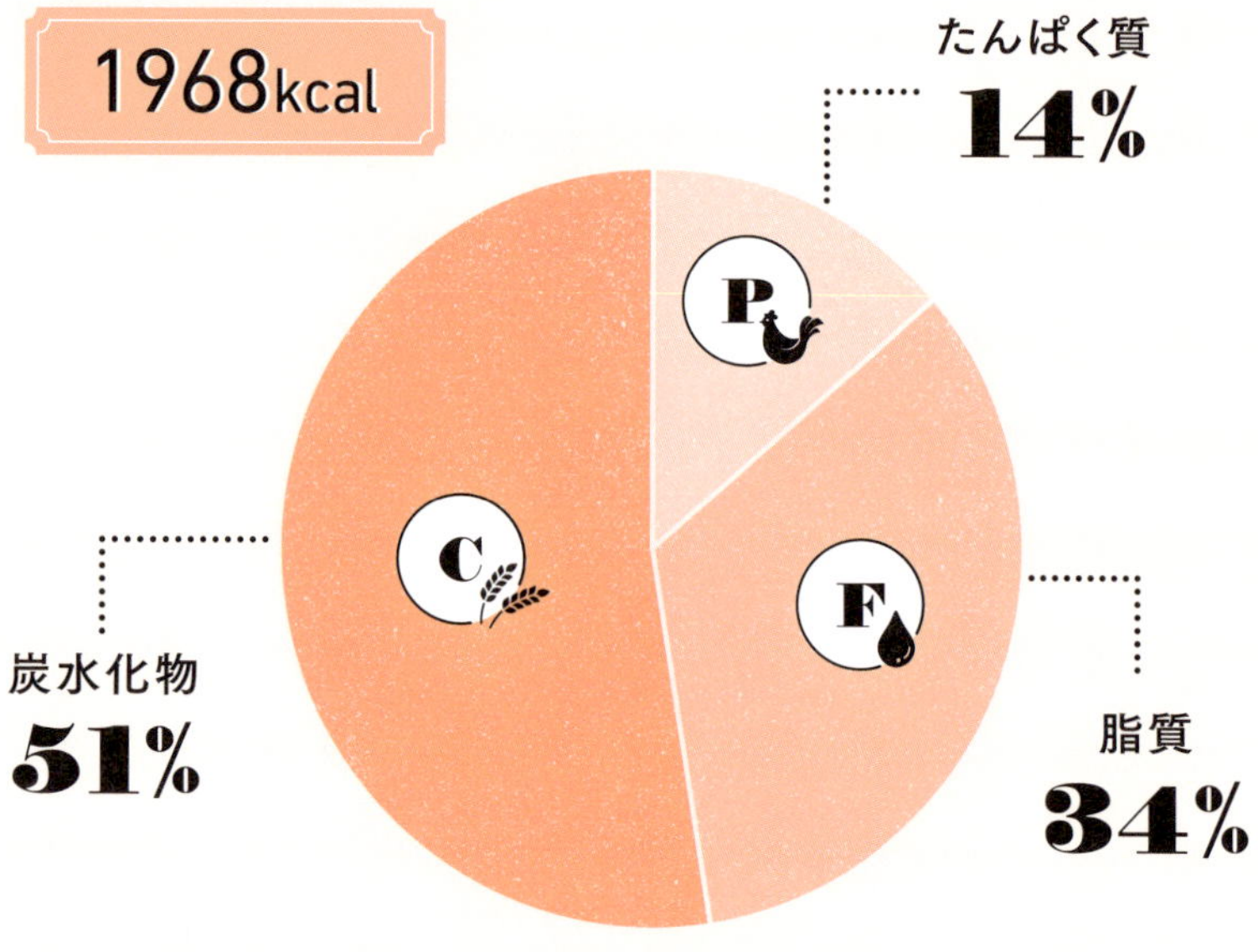

献立 CHECK 2

O さん（35歳）

お悩み

- ☑ 敏感肌
- ☑ 日中、すぐに眠気を感じる

朝

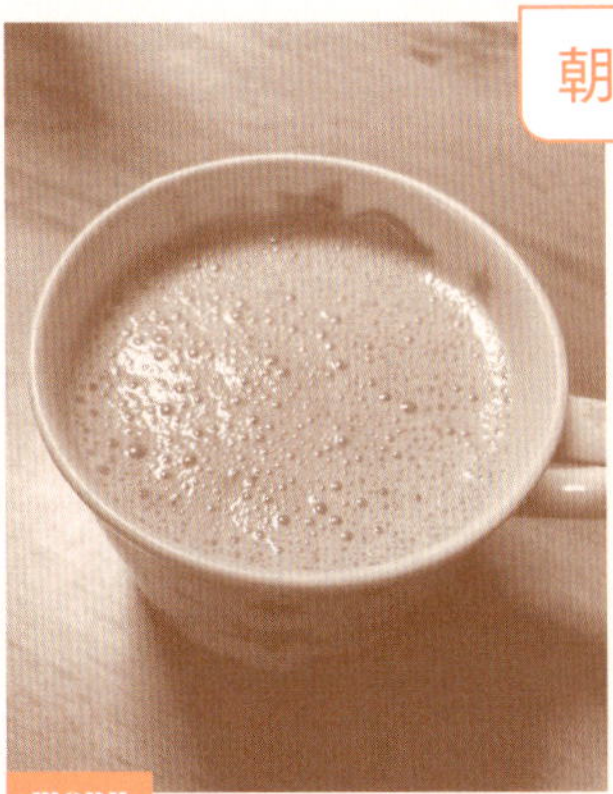

menu

- 豆乳きなこ
  グリーンスムージー（卵入り）

昼

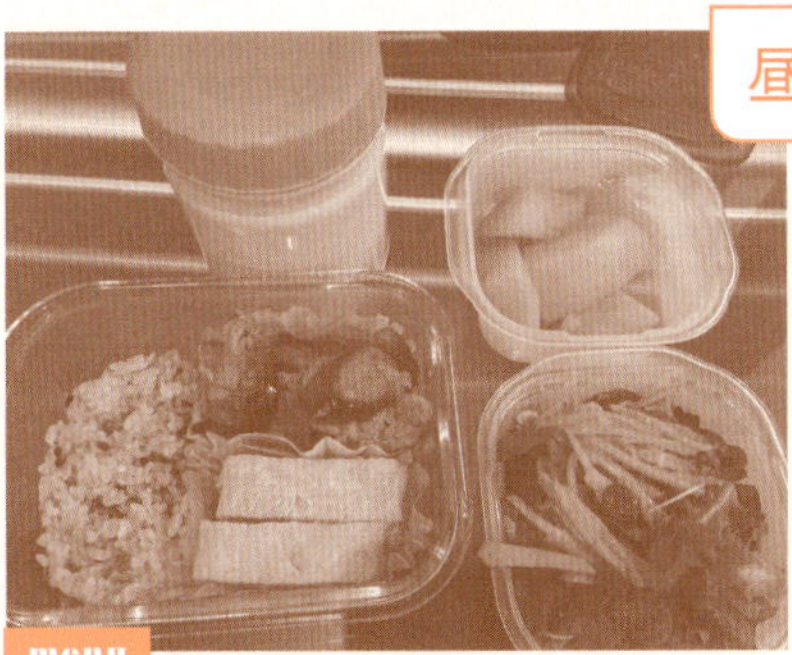

menu

- 肉野菜炒め
- 卵焼き
- キャロットラペとレタスのサラダ
- 酵素玄米
- かぼちゃスープ
- メロン

夜

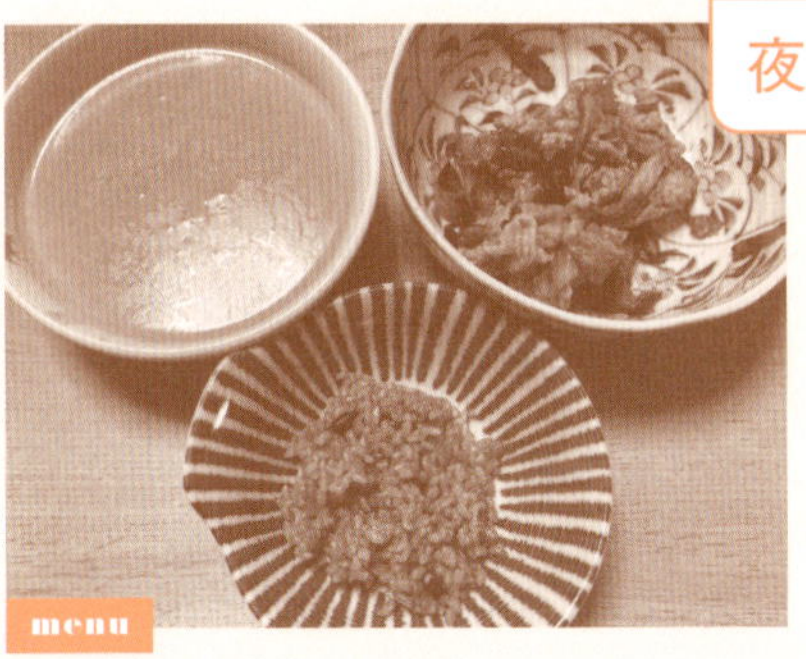

menu

- 肉野菜炒め
- 酵素玄米
- かぼちゃスープ

間食 15:00

menu

- アイス

深刻なカロリー不足。炭水化物を増やして

接客業をされている○さん。早出の日の朝食は、なんと5時台！　こういうときにスムージーは便利ですが、朝食としてはカロリー不足です。また、1日2回、炒め物を主菜にしているので脂質も増えがちに。昼のお弁当は品数豊富ですが、脂質が多め。昼の残りで済ませている夜も、脂質オーバー気味です。総合的にカロリー不足なのに脂質が高いのは、炭水化物が足りないせい。毎食ご飯を加えて、カロリーとバランスを調整していきましょう。

1日の総摂取カロリー

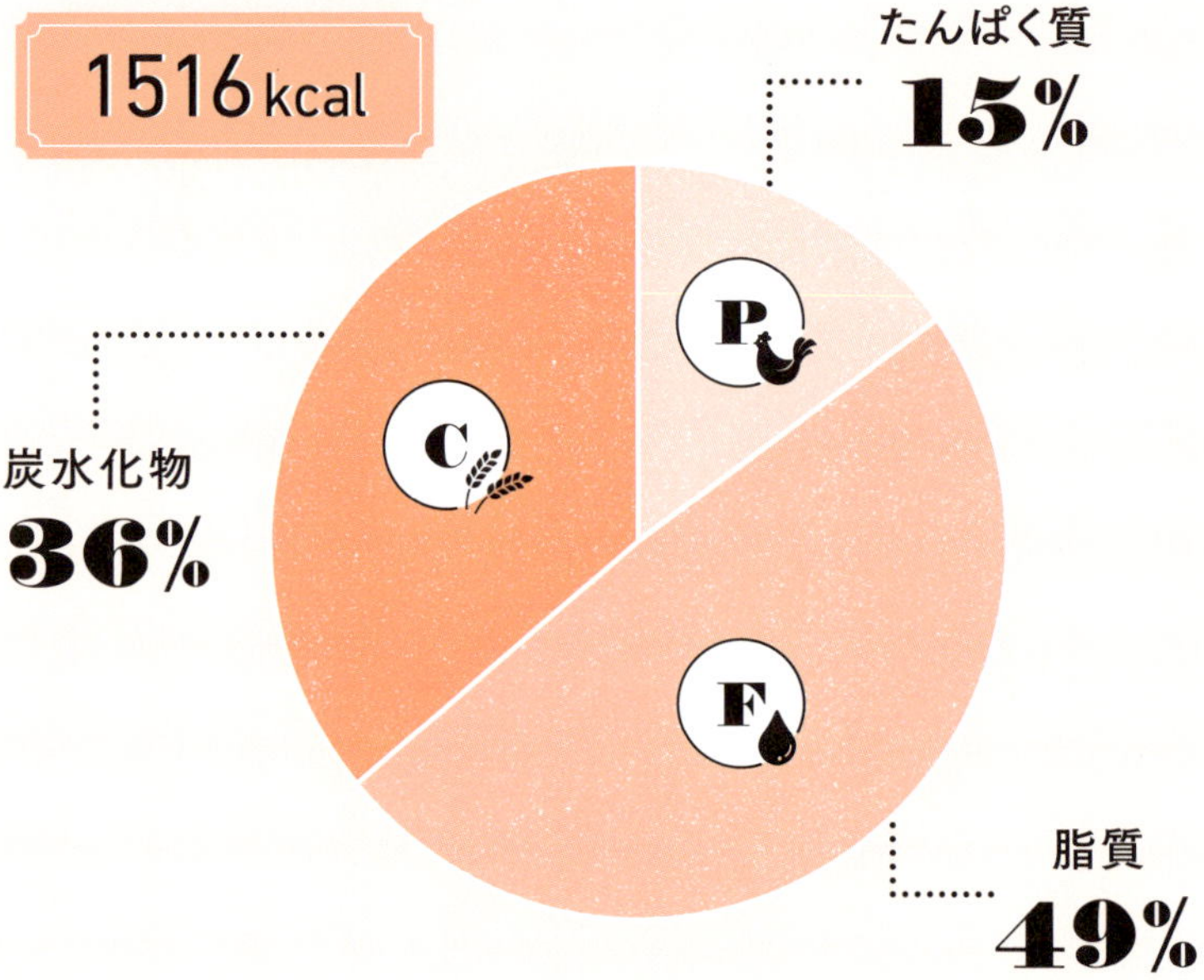

献立 CHECK ③

M さん（46歳）

お悩み

☑ 肌の皮脂詰まり ☑ 慢性的な肩こり

朝

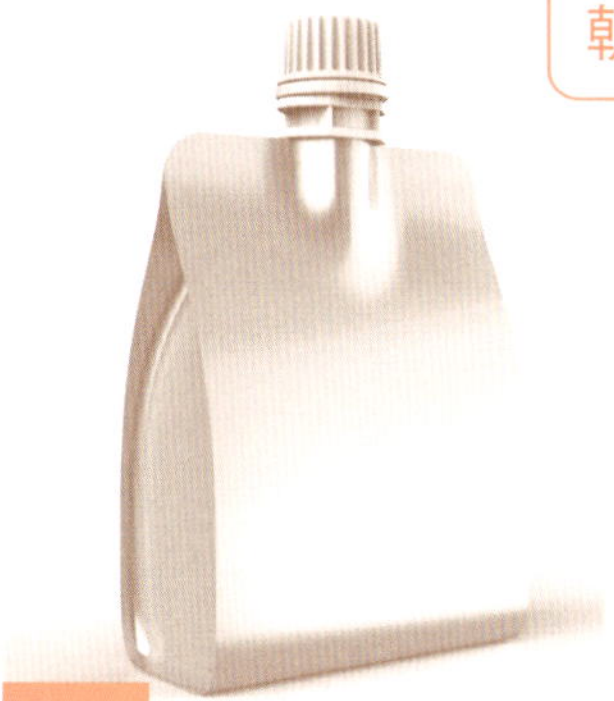

menu

- ゆで卵
- ゼリー飲料

昼

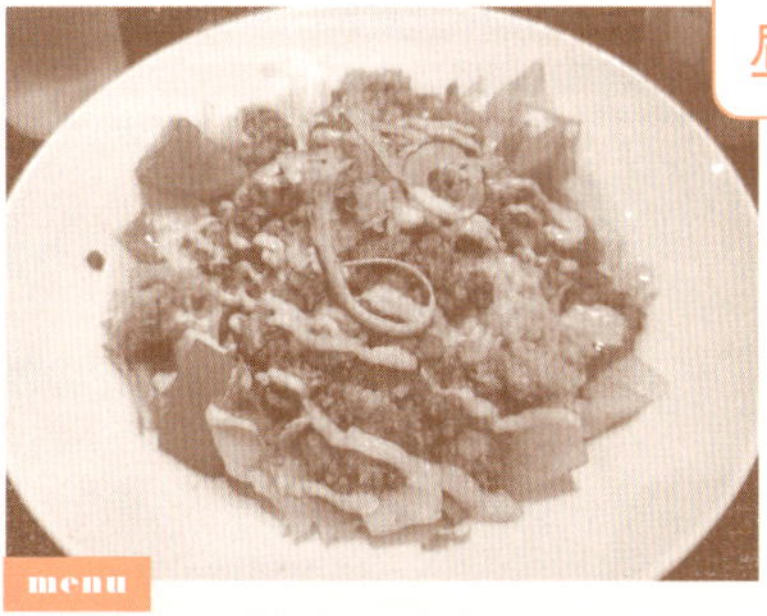

menu

- タコライス

夜

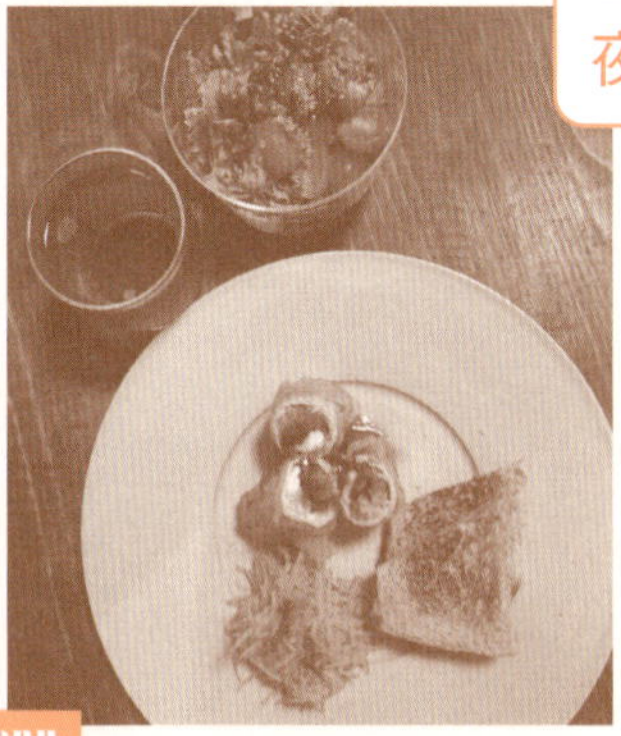

menu

- 水菜とチーズの肉巻き
- キャロットラペ
- ミニトマトとグリーンサラダ
- パン
- お茶

間食 ① 18:00

menu

- 塩せんべい
- カフェラテ

炭水化物控えめだと脂質過多のバランスに

デスクワークが中心のMさん。朝は時間がなく、この日は仕事をしながらゆで卵とゼリー飲料を摂ったのみ。昼は外食されていますが「外食は脂質が高くなるもの」と心得て、ほかで軌道修正できればOKです。ところが、夕食に豚肉×チーズの組み合わせ、さらに主食は小さめのパンだったため、結果的に脂質過多になってしまいました。炭水化物を増やすこと、そして朝食をしっかり摂ることを意識しましょう。

1日の総摂取カロリー

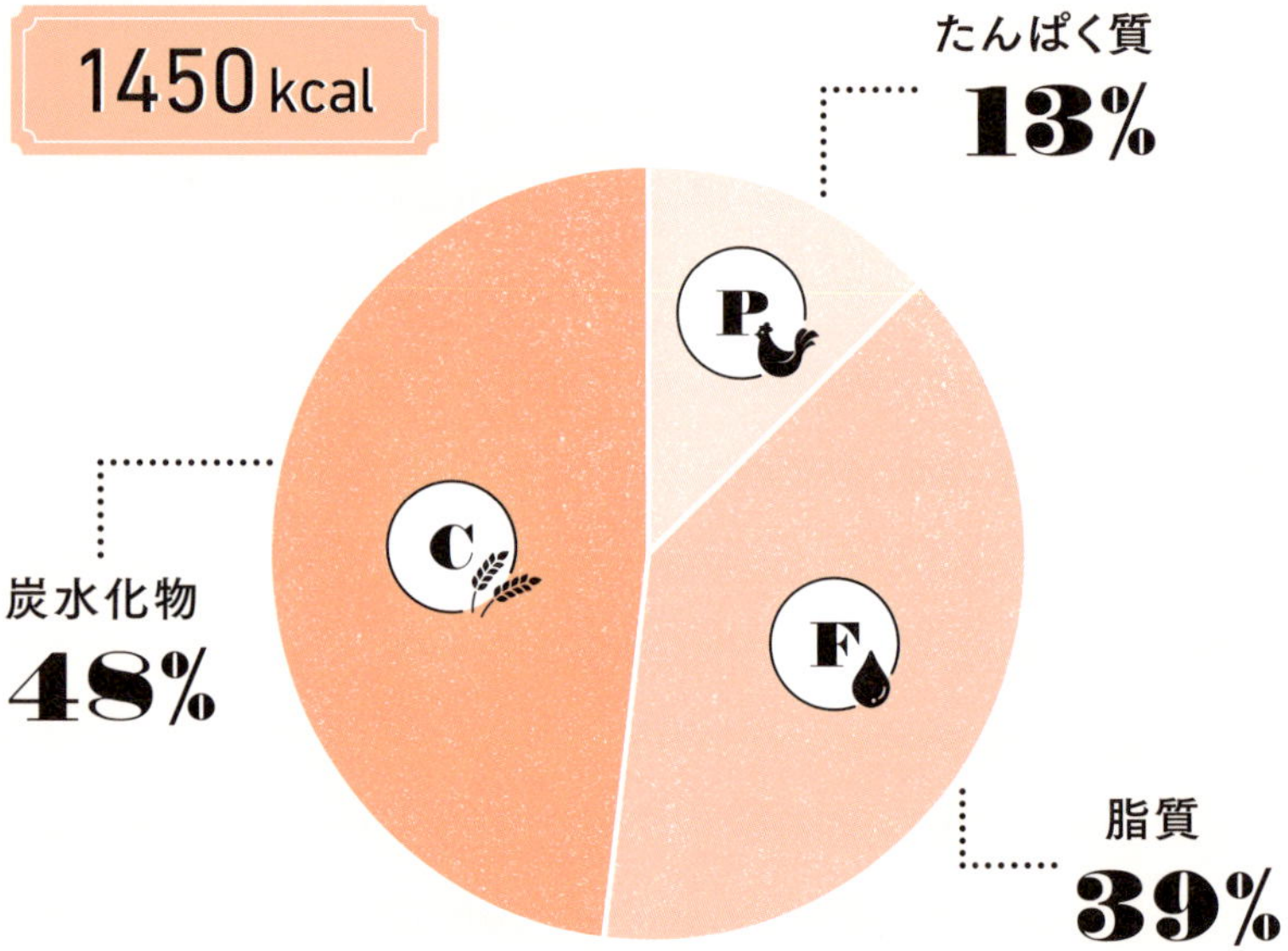

献立 CHECK 4

Hさん（35歳）

お悩み

- 貧血・冷え
- やせ気味

朝

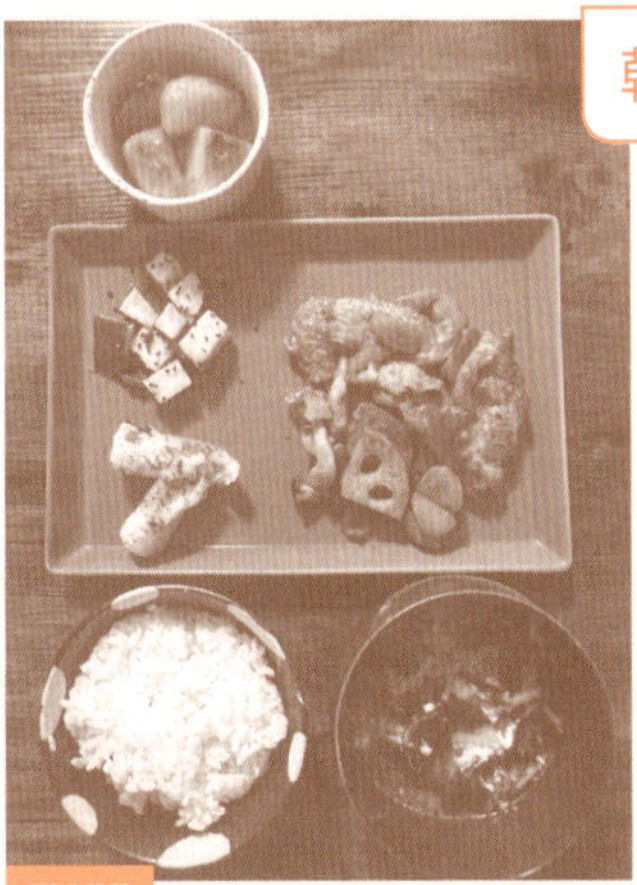

menu

- 豚の黒酢炒め
- さつまいもバター
- チーズちくわ
- 桃
- ご飯
- わかめスープ

昼

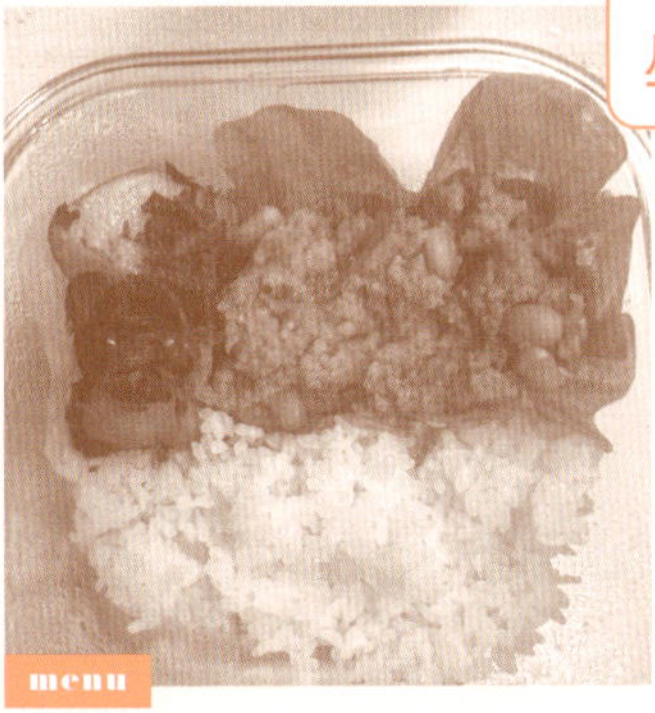

menu

- オートミールカレー
- じゃがいものアーリオオーリオ
- ご飯

夜

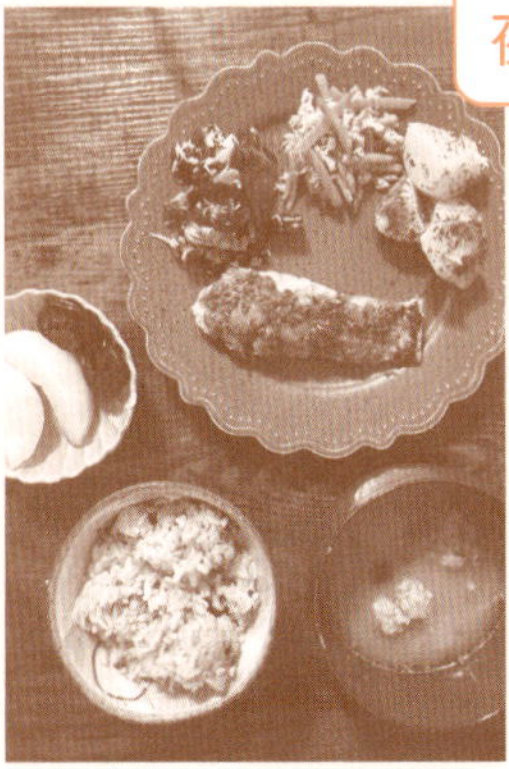

menu

- たら味噌焼き
- にんじんしりしり
- のり塩じゃがいも
- アボカドわかめ和え
- ご飯
- 肉団子スープ
- 梨、プルーン、ドライイチジク

間食 15:00

menu

- 自家製ココア
- デーツケーキ

ほぼ完璧！ PとFが減らないよう注意

美容師のHさん。食事内容は、カロリーもPFCバランスもほぼ完璧！ これだけ食事を整えられるのはすごいことです。ただ、強いていえば「炭水化物をメインに摂る」という意識が高い方は、脂質やたんぱく質が少なくなる傾向にあります。特に脂質は悪者ではなく、エネルギー源のひとつであり、細胞膜やホルモンの材料にもなるなど大切な働きがあります。基本はバッチリなので、脂質とたんぱく質もうまく追加しながら頑張りすぎずに続けてくださいね。

1日の総摂取カロリー

1855kcal

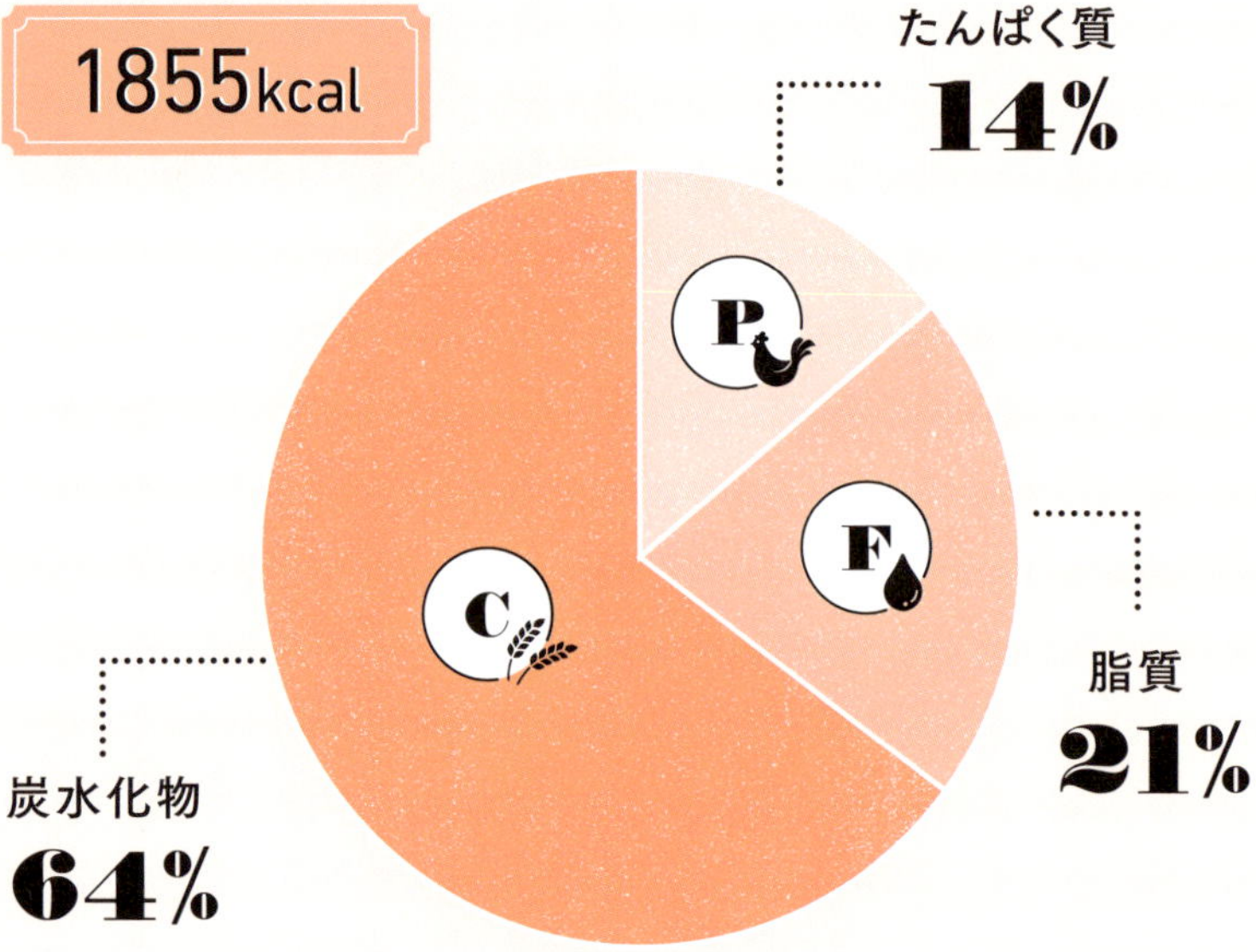

”ＰＦＣバランスを整えれば、腸活も加速する“

ここまで、ＰＦＣバランスの整え方についてさまざまなポイントを説明してきましたが、日頃の食事のＰＦＣバランスは、腸内環境にも大きく関わります。

たとえば、「やせられそう」「ヘルシー」というイメージから炭水化物を減らしてたんぱく質を多く摂っている方は多いのですが、そのために消化不良を起こしてしまい、腸内環境が悪化しているケースはよくあります。また、食物繊維不足による便秘も引き起こしがちです。

さらに、脳と排便は関係が深いので、糖質という脳を働かせるエネルギー源が必要になります。

Memo

こうしたことから、**PFCバランスを整えれば、腸内環境も改善される可能性が高い**といえるのです。

腸内環境の悪化原因は、PFCバランスのほかにも睡眠不足、運動不足、ストレス、アルコール、喫煙など人によっていろいろありますが、まず食事を理想的なバランスへと整えることは、誰にとっても効果的です。ちなみに「**便が出ないのはそもそも食べていないから**」というのも、今の女性にはよくあるケースです。便とは、食べたものが消化吸収された後に出るものですが、食事の量が少なすぎるために便の「かさ」が出ないということもあるのです。

「1800〜2000kcalを目指して食事量を増やし始めたら、便が毎日出るようになりました」というご報告は、私のもとにもたくさん届きます。

1回の食事でたくさん食べられない方は、3食の間に補食として干しいもや具入りおにぎりを食べ、カロリーと栄養を補うといったことから取り組んでみましょう（※1）。

※1…補食として便利なのはいも類です。いも類のおいしい食べ方については、ぜひP48を参照してください！

"腸活は足し算より、引き算思考でうまくいく"

便秘に悩みがちな女性は、「腸活」に取り組んでいる方も多いようです。

ただ、先ほどもお伝えしたとおり、腸内環境の悪化にはさまざまな原因が関わっています。ですから、腸活のために何かを「足し算」する前に、まず今の生活習慣から悪化原因を「引き算」しないと、腸活しても効果が出ないこともあるのです（※1）。

たとえば、腸活としていろいろな取り組みをしている一方「生理痛が重いので痛み止めの薬を飲んでいる」という方は、薬の影響で腸内細菌のバランスを崩してしまっている可能性があります。

Memo

※1…かくいう私自身も、今のような食事に変える前は、食後によくお腹が張っていました！　振り返れば、ニキビで悩んでいた中学生の頃からそうでした。便もとにかく固く、毎日出ないのは当たり前。今の夫と結婚する前も、「お腹が痛いから、ちょっと横になるね」と、よく言って寝ていたそうです。すっかり忘れていましたが、先日夫から言われて、当時の記憶が蘇ってきました（笑）。

こうした場合は、まず「痛み止めを飲まずに済む体へ整える」ことが先決です。必要に応じて専門医に相談しつつ、女性ホルモンのバランスにも影響するカロリー不足や栄養不足を解消するほうが、腸活するより早道になるかもしれません。

ほかにも、腸内環境の悪化原因には次のようなものがあります。

●**睡眠不足**……腸内の抗菌物質が減り、腸内細菌のバランスが乱れる・暴飲暴食の引き金にもなる（※2）

●**運動不足**……腸の血行不良や、ぜん動運動の低下につながる

●**過度なストレス**……脳と腸は自律神経やホルモンを介してつながっているので、ストレスの影響を受けやすい

●**アルコール**……腸内の毒素を増やしてしまうほか、腸のバリア機能が低下して細菌が血中に漏れ出ることも。口腔内細菌も増殖する

●**喫煙**……腸内細菌のバランスを乱すほか、大腸がんの原因にも

腸内環境が気になる方は「まずはこれらを取り除く！」という引き算思考で、改善に取り組んでみましょう。

※2…睡眠不足は食欲抑制ホルモン（レプチン）の分泌を減少させ、食欲増進ホルモン（グレリン）の分泌を増加させるため、食べ過ぎにつながりやすくなります。

“その「腸活」、逆効果かもしれません”

私は普段、栄養学の観点から腸に関するお悩みにもお答えしています。皆さんの相談を聞いてみるとよくあるのが、「腸活のつもりで行っていることが逆効果になっている」というケースです。

●発酵食品や食物繊維をたくさん摂る？

腸活といえば、「腸内細菌のバランスを整えるために発酵食品を摂る」「便のかさを増やすために食物繊維を摂る」といった方法がよく知られています（※1）。ですが、こうした方法が向いていないのが「SIBO（シーボ）」を発症している方です。

SIBOとは、日本語では「小腸内細菌異常増殖症（※2）」とい

※1…腸活のために麹調味料から始める方も多いのですが「食事の量を増やして、白米を食べると、便が出るようになった」というご報告は本当によくいただきます！　それだけ、そもそも食べる量が足りていない女性が圧倒的に多いなと感じています。

います。本来、小腸には腸内細菌は少ないはずなのに、何らかの理由で腸内細菌が増えすぎることによって体調不良を引き起こす症状です。SIBOを発症している方が発酵食品や食物繊維を摂ると、細菌たちのエサが入ることで、さらに小腸内で腸内細菌が育ち、症状を悪化させてしまうことがあるのです（※3）。

「食後にお腹が張る」というのは、SIBOの症状のなかでも代表的なものです。思い当たる方は、どのような発酵食品や食物繊維が豊富な食品を摂るとお腹が張りやすいかに注目し、当てはまる食品をしばらく控えるなどして、様子を見ることをおすすめします。気になる方は専門医へ相談してみるのもよいでしょう。

●水をたくさん飲む？

水分は便を出すために必要なものではありますが、1日に2～3リットルも水を飲むのはよいこととはいえません。

理由のひとつは、普段の食事量が少なく消化力が低い＝胃酸を出す力が弱まっている方が多いためです。そういう方が水を大量に飲むと、胃酸がさらに薄まり、消化不良を起こしやすくなります。その

※2…小腸で細菌が増える原因のひとつは、胃酸の減少です。日頃の食事が足りないなどの理由で胃酸が減ると、雑菌が侵入しやすくなってしまいます。SIBOになると細菌が生み出すガスでお腹が張るほか、腸の免疫機能が低下して感染症にかかりやすくなることもあるので注意が必要です。

※3…江田証（2019）『新しい腸の教科書 健康なカラダは、すべて腸から始まる』池田書店

未消化物が腸に流れると、腸内環境も乱れてしまうわけです。

また、過度に水を飲むと「水中毒」といって血中のナトリウム濃度が下がり、めまいや頭痛、下痢などを引き起こす病気にもなりかねません。

水分は食べ物にも含まれているので、バランスよく食べていれば、活動量に合わせて喉がかわいたときに飲むだけで間に合います（※4）。食事に汁物や果物も加えるなど、水分を飲み物だけに頼らないことも心がけましょう。

●ファスティングをする？

「胃腸を休めるために、ファスティング（断食）が効果的」という話を聞いたことがある方は多いのではないでしょうか？　ですが、ファスティングの大きな注意点は、①エビデンスが少ないこと（※5）、②食べないので耐糖能や消化力が下がってしまうことです。

ファスティングをしてもよいのは、普段しっかり食べている方が、専門家の指導のもとで行う場合のみです。気軽に自己流で行うのは、絶対にやめましょう。

Memo

※4…栄養バランスのよい食事ができているのであれば、「喉がかわいたら飲む」「運動量が多ければ多めに飲む」という感覚でOK。私自身も、そうした体感を頼りに、水分を摂取しています。ただし、忙しいときや外出先では果物や味噌汁・スープなどの汁物をほとんど摂れないので、尿の色が濃いめだと気づいたときは、喉がかわいていなくてもこまめに水分補給するようにします。

※5…断食は臨床研究が難しく、マウスでの実験にとどまっているのが現状です。報告されているメリットは「経験談」なので、誰にでも当てはまるわけではない点に注意が必要です。

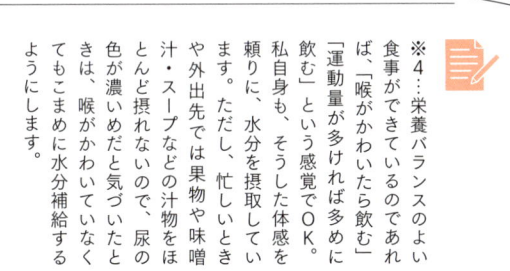

・Food for Beauty・

Part

2

手抜きでも
おいしく食べて
キレイになる

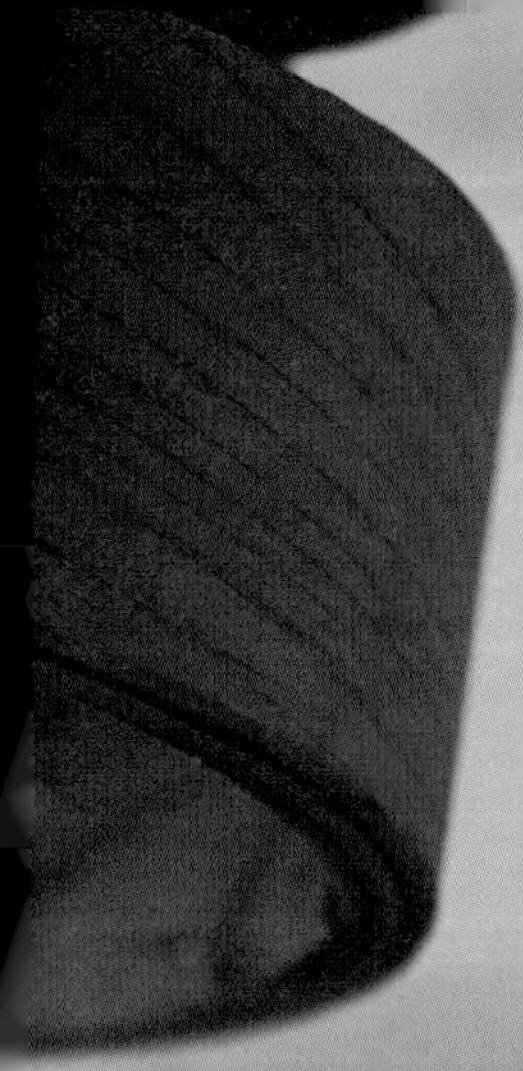

（手抜きでもおいしく食べてキレイになる）

“野菜をたっぷりおいしく食べる方法”

栄養バランスのために、緑黄色野菜は毎食摂るのがベストです。でも、調理が面倒で摂りにくいと感じている方も多いのでは？

そこでおすすめしたいのが、せいろです。せいろとは、竹・杉・ひのきなどで作られた蒸し器のこと。しゅうまいや蒸しパンなどさまざまな蒸し料理が作れますが、毎日効率よく野菜を食べるのにも、せいろはぴったりなのです。

切った野菜をせいろに並べて蒸し上げれば、せいろごと食卓に出してそのまま食べられるので簡単＆スピーディ。野菜はゆでると水っぽくなったり、せっかくの栄養が流れ出てしまったりすることがありますが、蒸せば水っぽくならず、栄養もギュッと詰まったまま いただけます。また、電子レンジを使ったときのような加熱ムラやパサつきの失敗もありません。そして何よりの魅力は、野菜が持つ本来の風味・甘みをしっかり味わえることです。

ぜひ、せいろの使い方をマスターして、野菜をたっぷりおいしくいただきましょう！

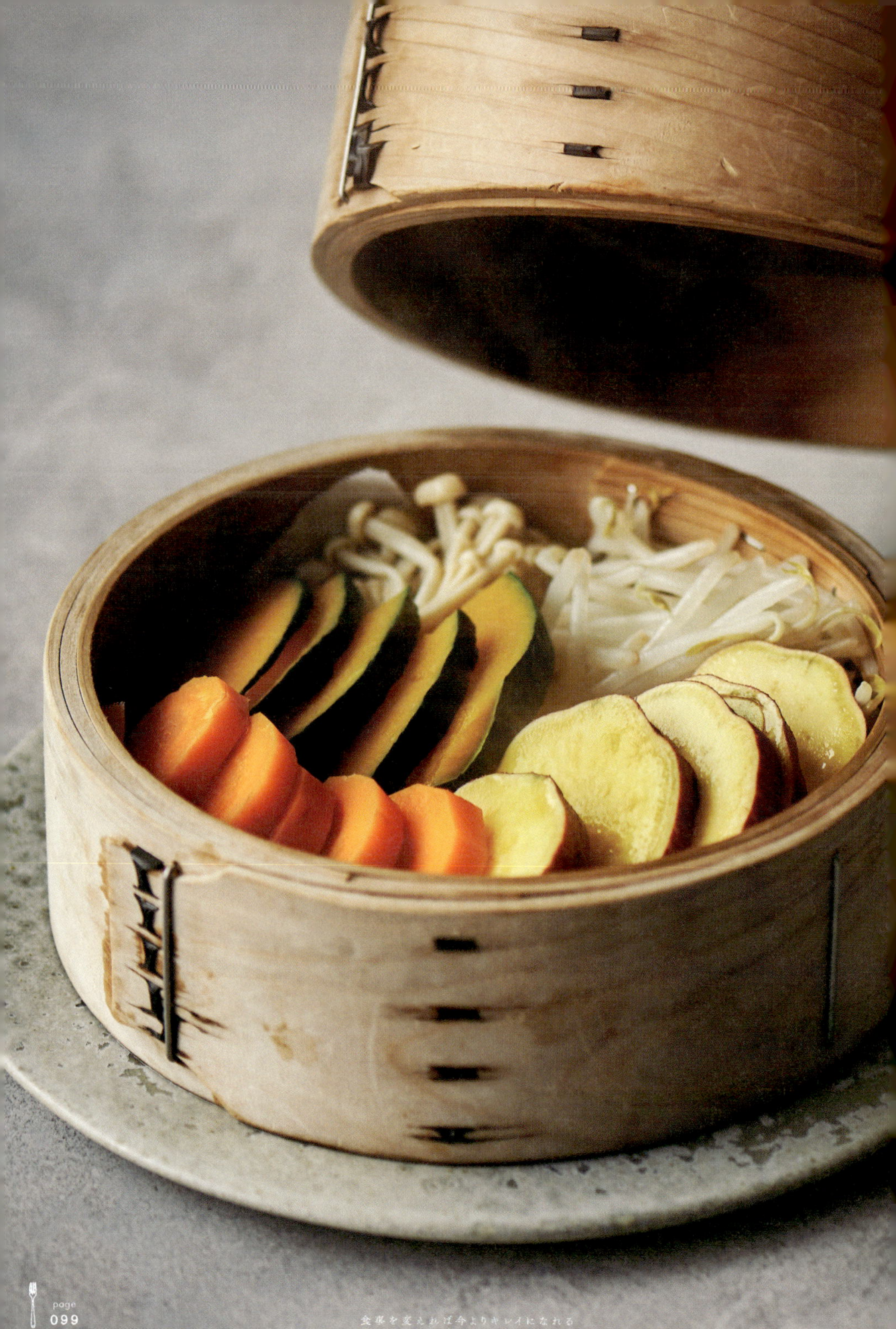

（手抜きでもおいしく食べてキレイになる）

”主菜も兼ねられる野菜たっぷりせいろ献立“

せいろメニュー

A. 鶏むねせいろ

B. さばせいろ

C. 餃子せいろ

＋

共通メニュー

ご飯 …（A、B 160g／C 150g）

豆腐とわかめの味噌汁（豆腐30g）

りんご … 1/4個

すべてのせいろは約10分以上、肉や魚には完全に火が通るまで蒸す。

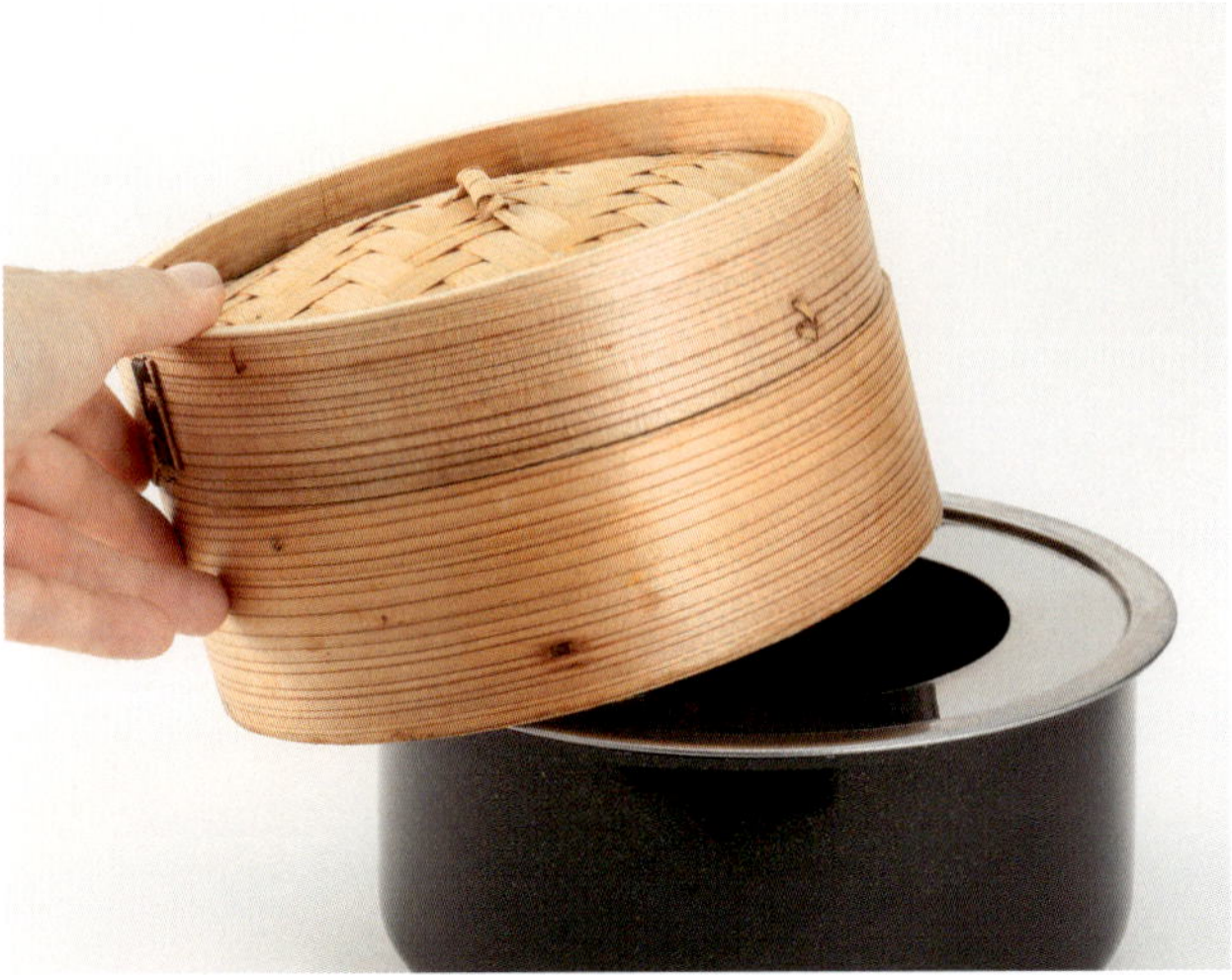

せいろの使い方

せいろを使う際は、しっかり固定できる専用の鍋を使うか、写真のような蒸し板を活用する。蒸し板をのせた鍋にたっぷりと水を沸かしてせいろを置き、蒸し上げる。蒸し板を使うことで、せいろの焦げも防ぐことができる。せいろは軽く水で濡らすとよい。

Recipe / **29**

鶏むね肉もせいろならしっとり

A. 鶏むねせいろ

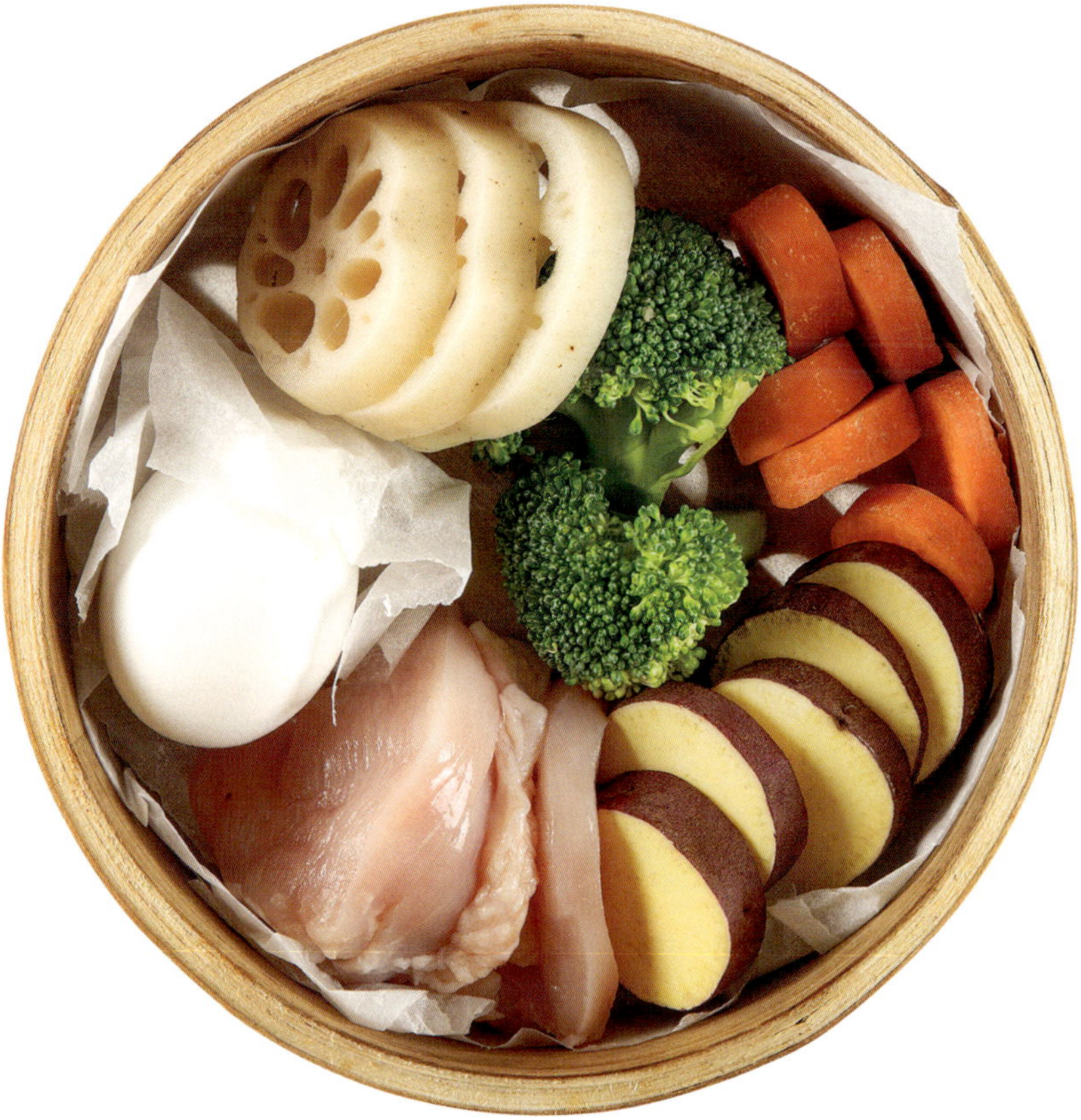

入れるものリスト 1人分

鶏むね肉（皮つき）……70g
卵……1個
（キッチンペーパーで包む）

さつまいも……50g
ブロッコリー……30g
にんじん……30g
れんこん……30g

【タレ】
ポン酢醤油……小さじ2
オリーブオイル……小さじ1

献立メニュー | Total 642kcal

献立 Total PFC

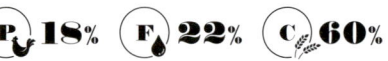

P 18%　F 22%　C 60%

Recipe／**30**

魚もせいろで蒸せば調理が楽チン

B.さばせいろ

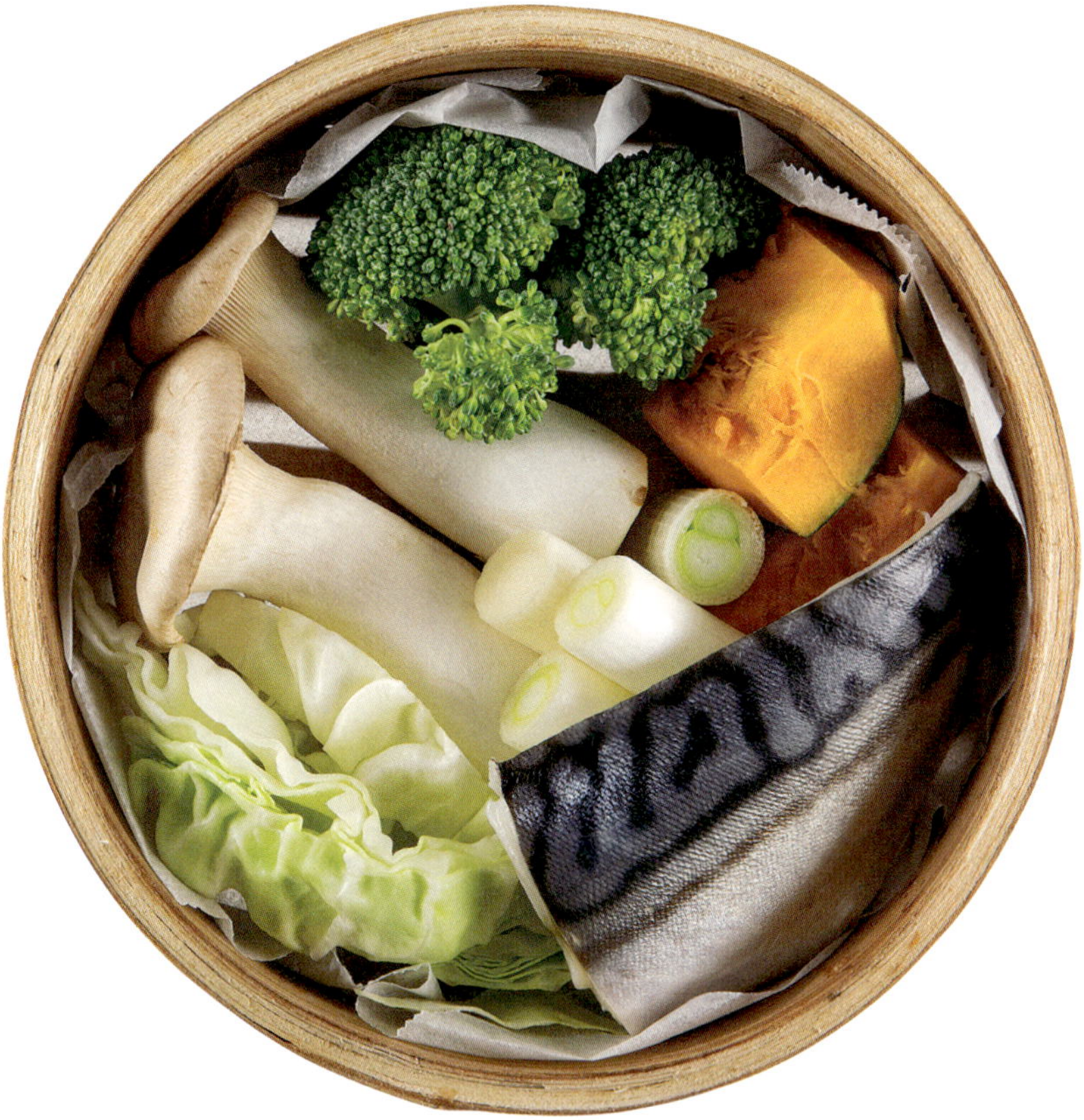

入れるものリスト 1人分

さばの切り身……1切れ（60g）
かぼちゃ……70g
キャベツ……40g
エリンギ……1本
ブロッコリー……30g
長ねぎ……30g

【タレ】
すりごまダレ……大さじ1
塩麹……小さじ1

献立メニュー ｜ Total 625kcal

献立 Total PFC

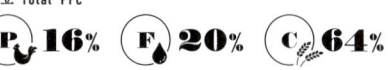

P 16%　F 20%　C 64%

Recipe／31

ご飯は150gにして献立のPFCバランスを調整

C. 餃子せいろ

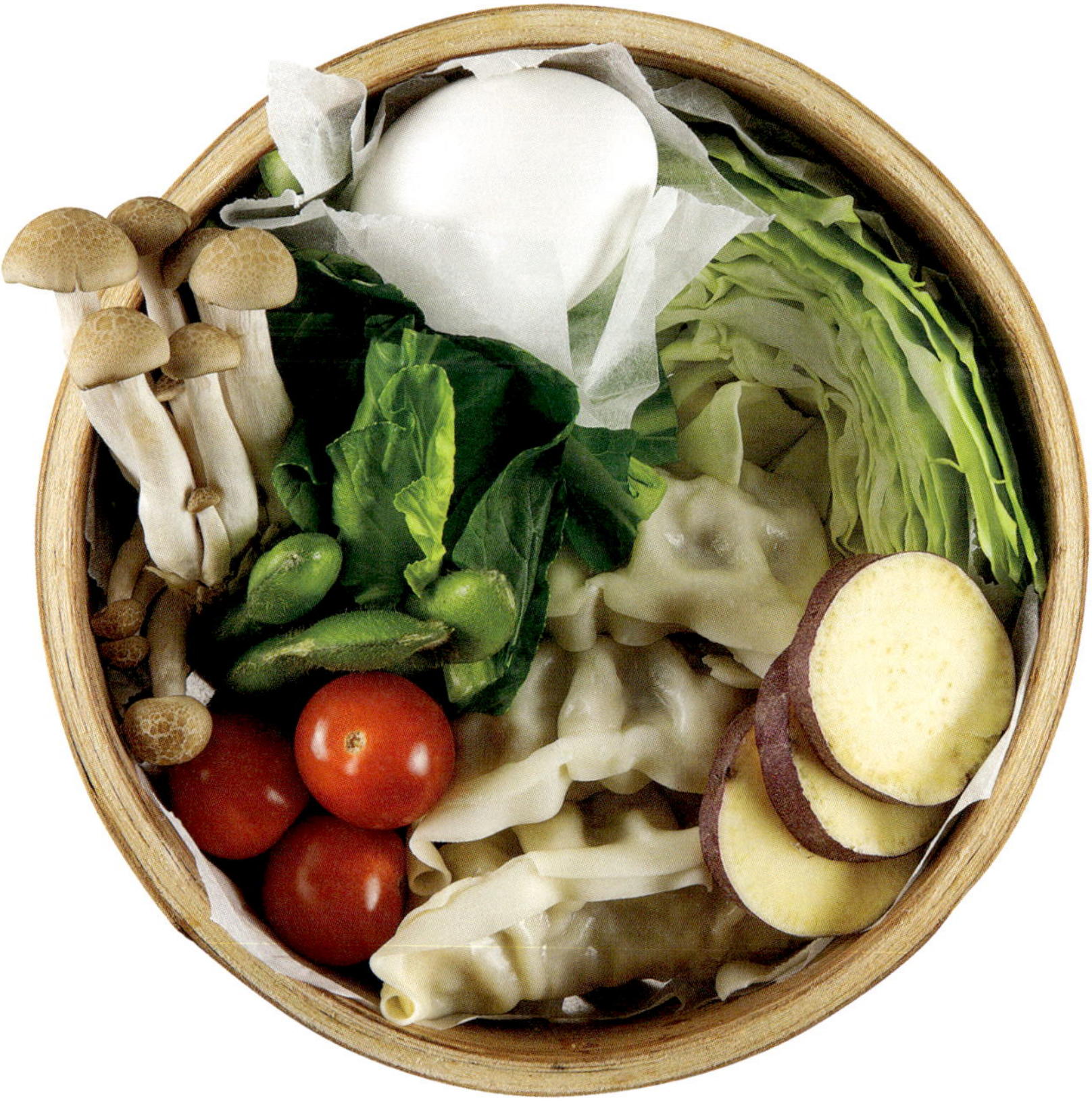

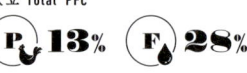

入れるものリスト　1人分

- 餃子……3個（120g）
- 卵……1個（キッチンペーパーで包む）
- キャベツ……40g
- さつまいも……30g
- 枝豆……30g
- しめじ……30g
- 小松菜……30g
- ミニトマト……3個

【タレ】

- 餃子のタレ（餃子用）……適量
- 塩（野菜用）……適量

献立メニュー ｜ Total 749kcal

献立 Total PFC

P 13%　F 28%　C 59%

“とにかく全部汁物にしたっていい”

栄養バランスの基本は「いろいろなものを食べること」。ですから野菜もいろいろな種類を摂るのがベストですが、それぞれ煮物にしたりきんぴらにしたりと、違うおかずを作るのは大変ですよね。

それなら、摂るべきものはすべて汁物に投入！　緑黄色野菜もいも類も全部まとめて鍋に入れ、汁物にしてしまうのが一番簡単です。野菜はゆでると栄養が流れ出てしまうものもありますが、汁物なら溶け出た栄養も汁ごといただけます。また、味噌汁にしたり、トマト風味にしたり、コンソメ風味にしたりと、味に変化をつけやすいのもメリット。野菜の形がそのまま残っていると食べられないお子さんには、ポタージュにしてあげるのもおすすめです。

ちなみに、消化力が下がっている方は、サラダなどで生野菜を摂るより、熱を通した野菜を摂るほうが胃腸に優しく安心でもあります。ランチタイムにコンビニでサラダを買うかわりに、具だくさんの汁物をスープジャーで持参してみてはいかがでしょうか？　温かい汁物を飲むと、気持ちもほっと落ち着きますよ。

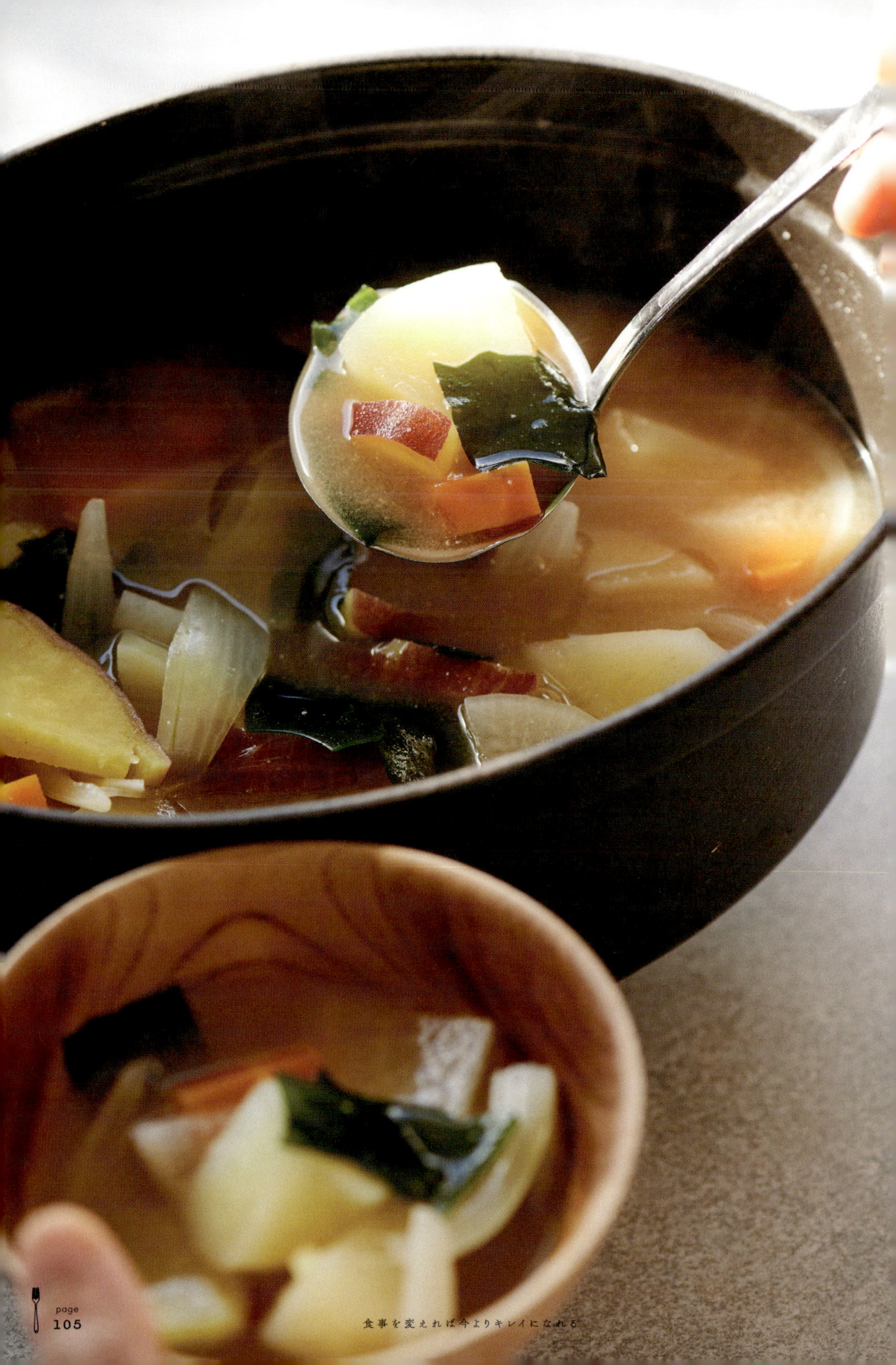

野菜をおいしく食べるレシピ
（手抜きでもおいしく食べてキレイになる）

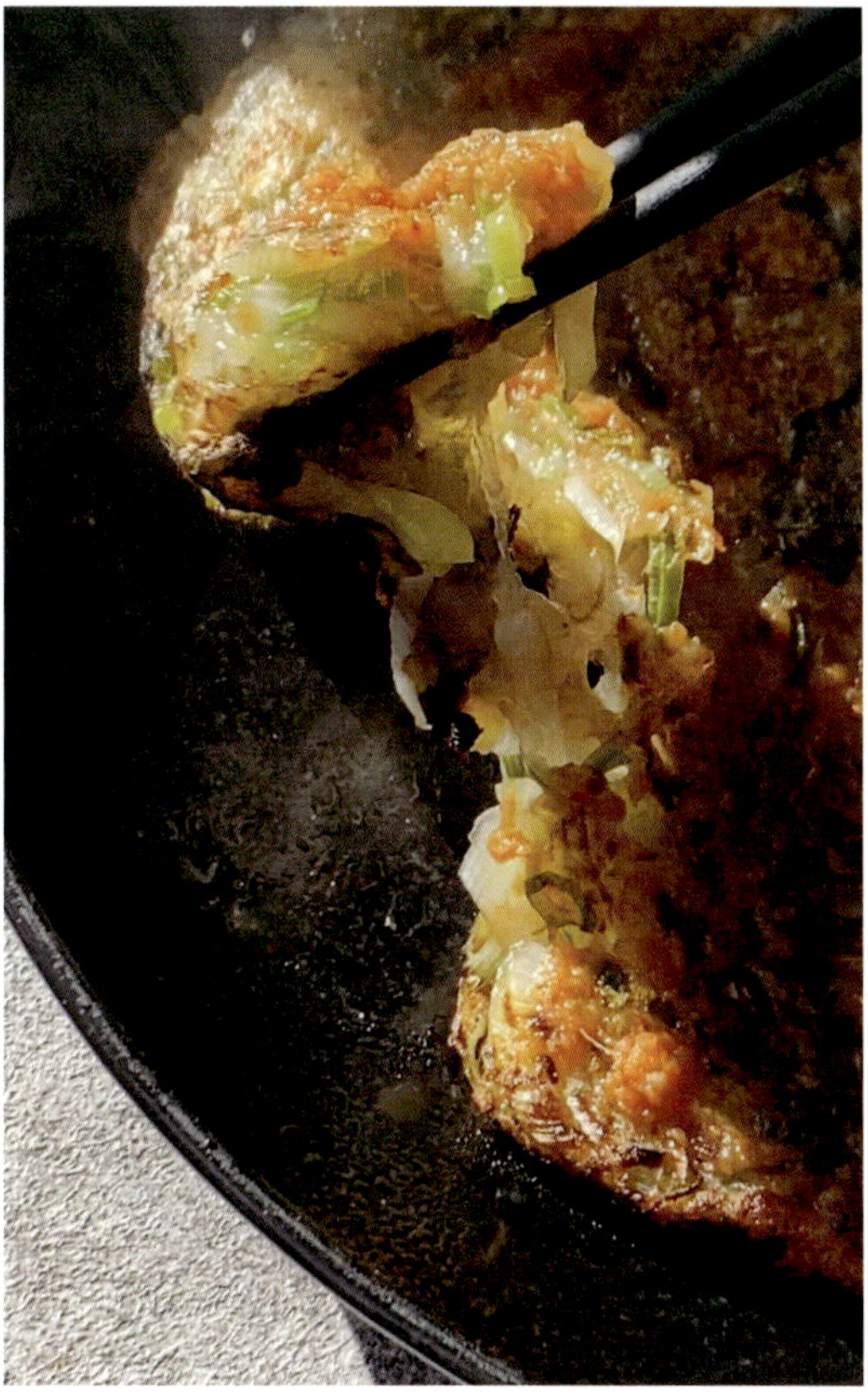

Arrangement

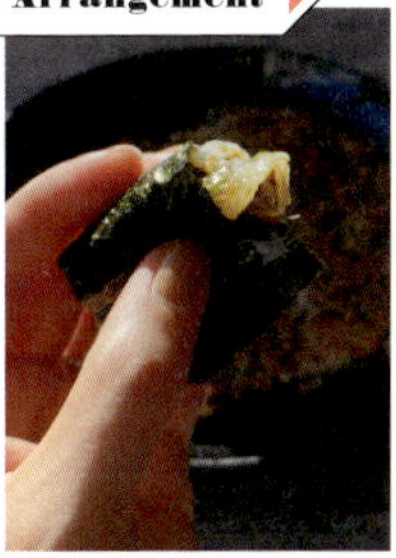

こんがりもちもち食感がたまらない大根もち。そのままでもおいしいのですが、のりで巻いて食べると磯辺焼きのような風味に！　焼き上がりがゆるいときも食べやすくなっておすすめです。

Recipe／32

大根もち

材料 2人分

大根	300g
長ねぎ	1/2本（入れなくても可）
青ねぎ（小口切り）	ひとつかみ
かつお節	ひとつかみ
米粉または片栗粉	大さじ3
シュレッドチーズ	20g

【タレ】

醤油	大さじ1
コチュジャン、砂糖などの甘味料	各小さじ1（お好みの量）
おろししょうが（にんにくでも可）	適量
ごま油	少々

作り方

1. ボウルにタレの材料を入れて混ぜる。
2. 大根の皮をむき、薄切りするか、すりおろす。
3. 長ねぎは1cm幅の斜め薄切りにする。
4. 2、3、青ねぎ、かつお節、米粉または片栗粉を別のボウルに入れ、混ぜる。
5. フライパンを中火で熱し、炒め油のかわりのシュレッドチーズを入れ、スプーンなどで広げる。
6. 4の生地を入れ、両面を弱火で焼き、1のタレを塗る。

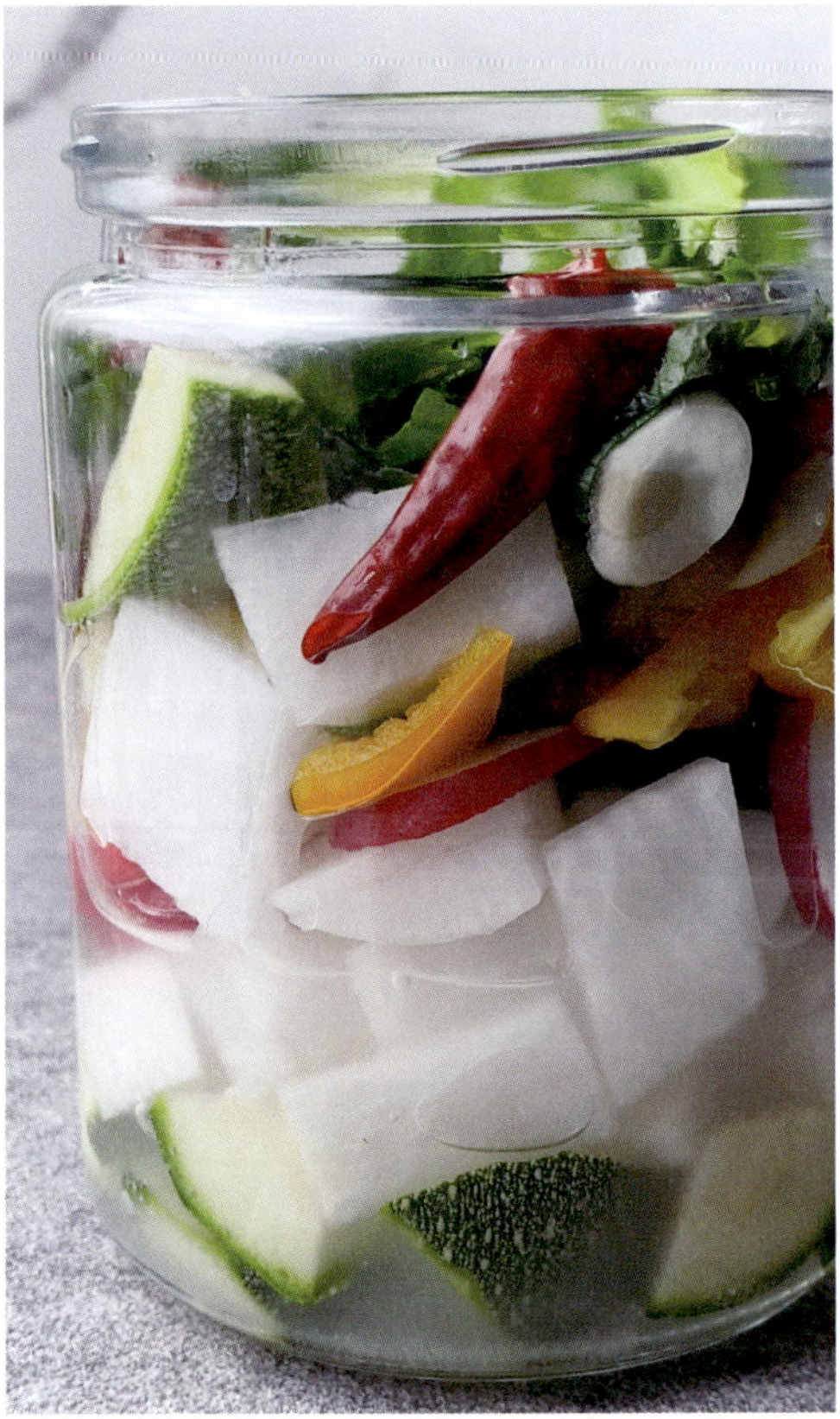

Recipe／**33**

水キムチ

材料　700mlの保存容器1本分

お好みの野菜（大根、ラディッシュ、カラーピーマン、きゅうりなど）	適量
りんご	1/4個
しょうが（薄切り）	約30g
にんにく（薄切り）	2片分
赤唐辛子（種を抜いたもの）	2本

【漬け汁】

米の研ぎ汁	2と1/2カップ
塩	小さじ2
砂糖	小さじ1

作り方　冷蔵保存　目安10日

1. 漬け汁の材料を鍋に入れてひと煮立ちさせ、粗熱を取る。
2. 野菜、りんごを食べやすい大きさに切る。
3. 消毒した保存容器に2、しょうが、にんにくを入れ、1を注ぎ入れる。
4. ラップをかけて上から蓋を閉め、常温で2日間寝かせる。その後は冷蔵保存する。

漬け方のポイント

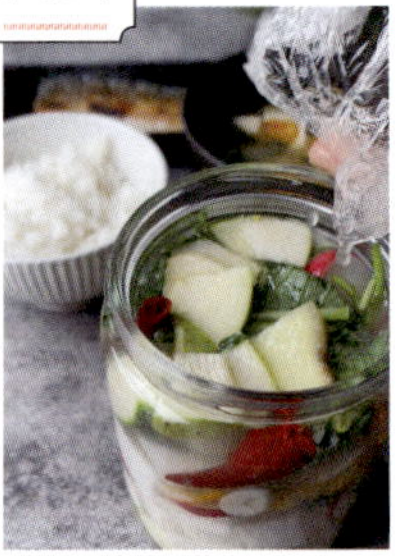

ご飯が進む水キムチは、野菜の栄養素を乳酸菌のエサにして発酵させた食品。研ぎ汁は無農薬のお米のものがベストですが、難しい場合は白米の3回目くらいの研ぎ汁を使うと安心です。

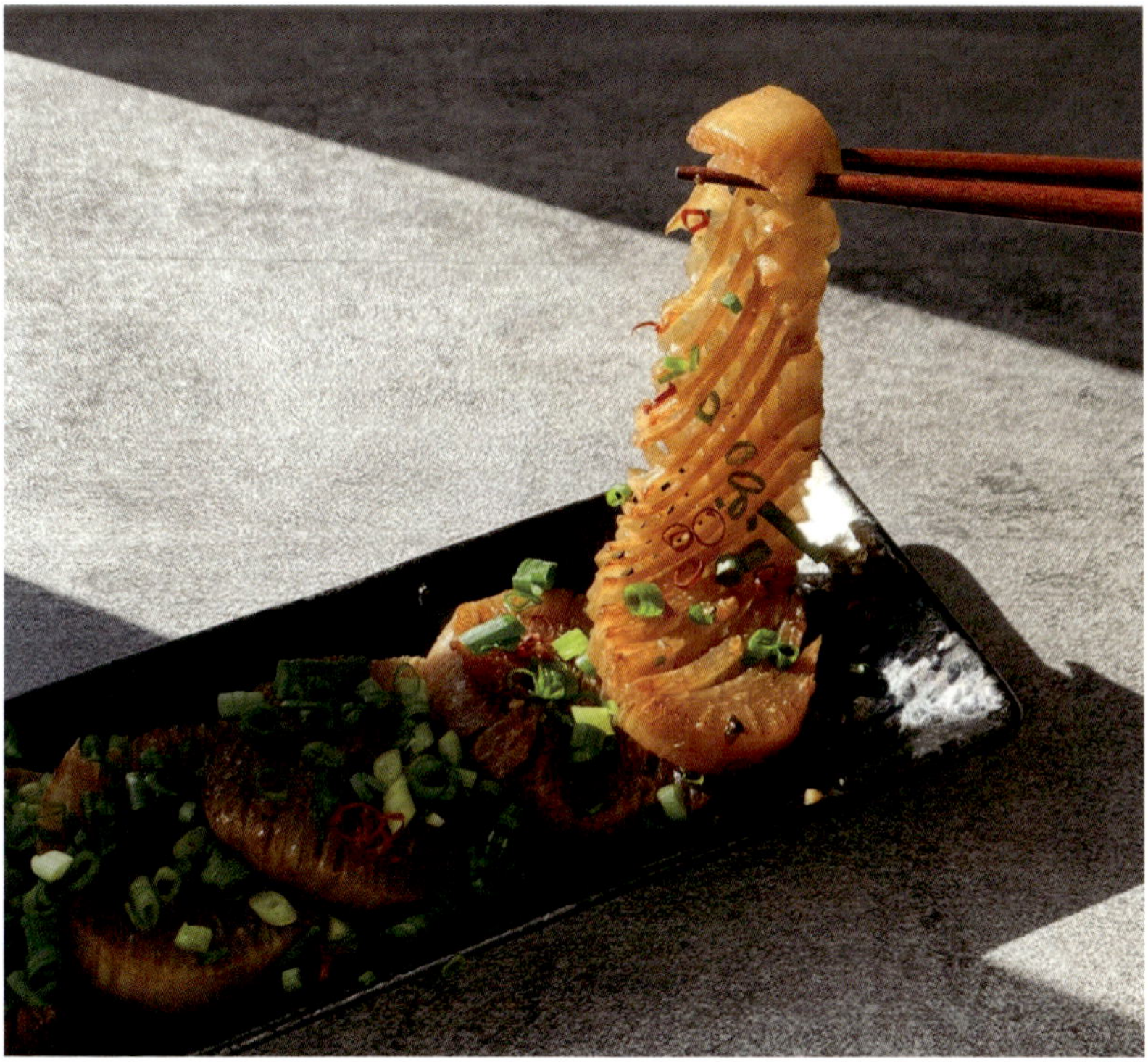

Recipe／34

簡単セレブ大根

材料 3～4人分

	大根（辛味が少ない真ん中あたり）	15cm
A	醤油麹または醤油	大さじ1
A	砂糖	大さじ1
A	おろしにんにく	少々
	水	150ml
	お好みの薬味（青ねぎや赤唐辛子など）	適量

作り方

1. 大根を1.5～2cm厚さの輪切りにする。
2. 大根を切りすぎないように割り箸で上下を挟み、裏表に細かく切り込みを入れていく（下写真）。
3. ボウルにAを入れて混ぜる。
4. フライパンに2を並べ、表面に3を塗る。麹は焦げつきやすいので、フライパンに落ちないように気をつける。
5. 水を入れ、蓋をして弱火で蒸し焼きにする。
6. 仕上げに薬味をふりかける。

作り方のポイント

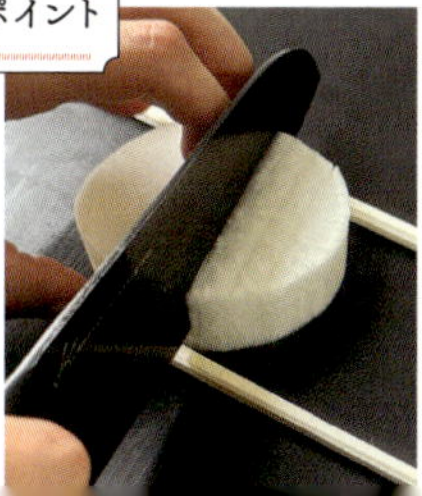

時間にゆとりがある「時間セレブ」なときにおすすめの、凝った切り込みが楽しいレシピ。裏側の切り込みは、表側の切り込みに対して斜めに入れるようにするのがポイントです。

Recipe / 35

かぼちゃ
ジンジャースープ

材料 2人分

かぼちゃ	1/4個
無調整豆乳	100ml
水	100ml
しょうが（刻みまたはおろし）	小さじ1
味噌	大さじ1

作り方

1. かぼちゃはサッと水（分量外）にさらす。ラップで包み、耐熱皿にのせて電子レンジ（600W）で約7分加熱して、かたいようであれば追加で加熱する。
2. 鍋に、皮を取り除いたかぼちゃを入れ、豆乳、水を加えてつぶす（食感を残さずなめらかに仕上げたい場合は、ブレンダーにかけるか裏ごしをする）。
3. しょうがと味噌を加え、中火にかけて沸騰直前で火を止める。器に盛り、豆乳少々（分量外）を回しかける。

いも類をたっぷり食べる場合のご飯の量は？

かぼちゃをスープで食べても、炭水化物はまだまだ足りません。ご飯の量は160gが目安です。そのほかのおかずもバランスよく食べてくださいね。

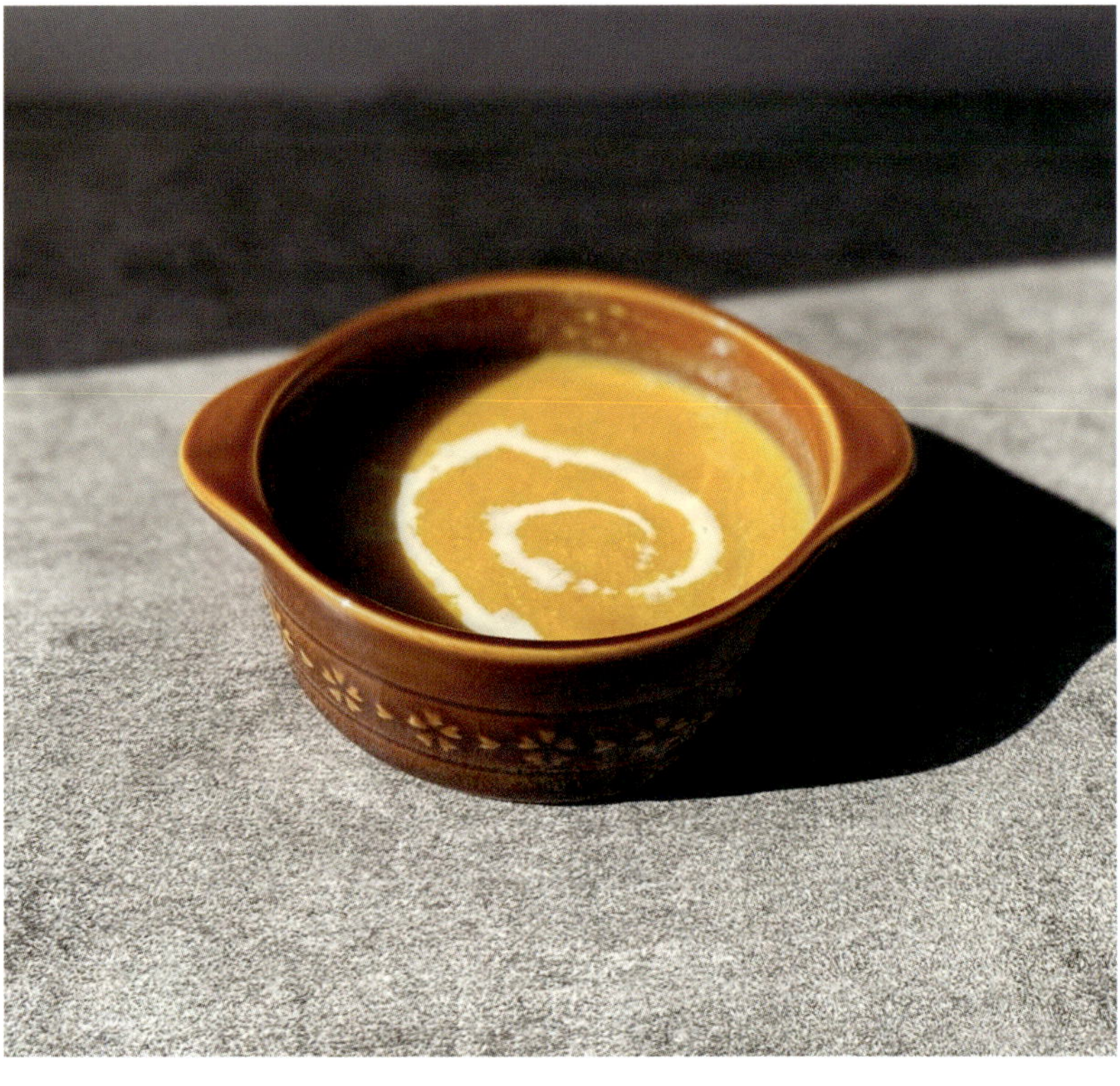

Recipe／36

キャロットラペ

材料 2人分

にんじん……1本
塩麹、酢、マスタード……各小さじ1
白いりごま……適量

作り方

1. にんじんをスライサーか包丁で千切りにする。
2. 1をボウルに入れて塩適量（分量外）を揉み込み、水気が出たら絞る。
3. 調味料と白いりごまを加え、混ぜる。器に盛る。

※食べる前に、砕いたナッツ（アーモンド、くるみなど）をトッピングしてもよい。

キャロットラペにはオイルが必要？

一般的なキャロットラペのレシピは、オリーブオイルを使用するものがほとんどです。ですが、このレシピは油不使用！　塩麹のうま味をきかせ、さっぱりとした口当たりに仕上げました。油なしでも十分おいしく作ることができます。ぜひ試してみてくださいね。

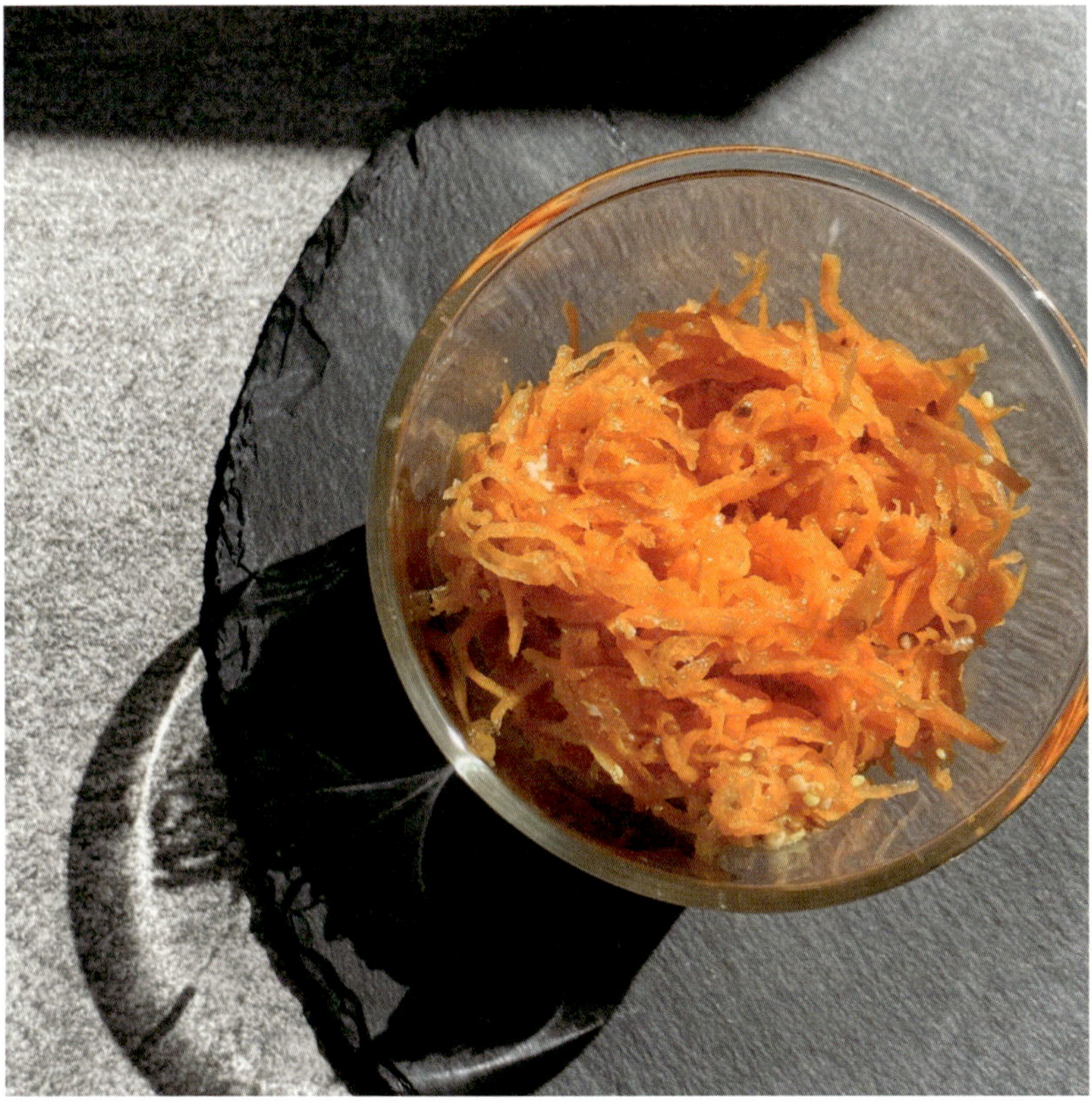

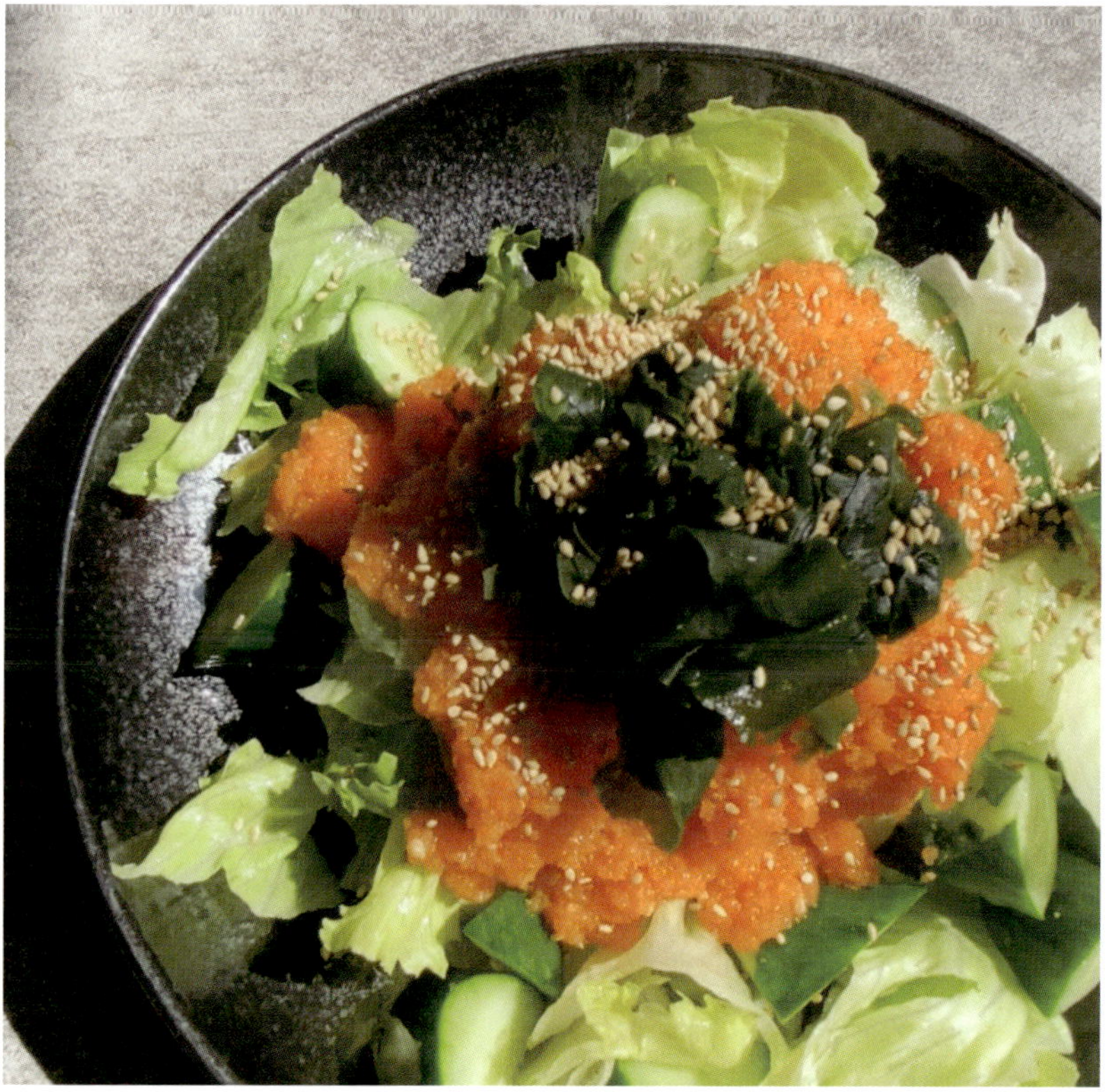

Recipe／37

にんじんドレッシングサラダ

材料 2人分

にんじん	1本
玉ねぎ	1/2個
A 酢	大さじ2
A 塩麹	小さじ2
A 自家製にんにくオイル(P17)（おろしにんにくでも可）	小さじ1
A はちみつ	大さじ1（お好みの量）
A 粗挽き黒こしょう	適量
レタス、乾燥わかめ、白いりごま	各適量

作り方　冷蔵保存　目安4日

1. にんじん（皮つきのまま）と玉ねぎを、おろすかフードプロセッサーにかけてボウルに入れ、Aを加えて混ぜ合わせる。
2. ちぎったレタスに1をかけ、水で戻したわかめをのせ、白いりごまをふる。

※余ったドレッシングを保存する際は、ラップを密着させてかけ、空気に触れないようにする。

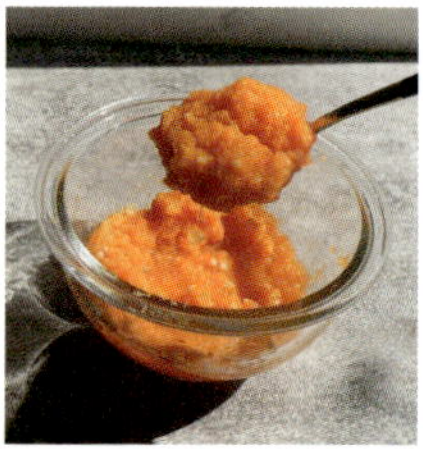

Arrangement

きれいなオレンジ色で食卓が華やかになる、にんじんドレッシング。色味が映えるグリーンサラダのほか、蒸し野菜、肉・魚、バゲットのディップなど何にでも合わせられます。

新鮮で良質な野菜は、本来そのまま食べてもおいしいもの。でも「毎日だと飽きてしまう」「そのままだと子どもが食べてくれない」というときは、簡単に作れる自家製調味料で、ひと味違う野菜のおいしさを引き出してみましょう！

スーパーでも手軽に買える「麹」をベースにすれば、さまざまな風味の調味料が作れます。いつもの蒸し野菜やサラダの味わいがガラリと変わって、野菜を食べることが楽しくなるうえ、市販のドレッシングのように添加物の心配もありません。

“自家製調味料があれば野菜がもっとおいしい”

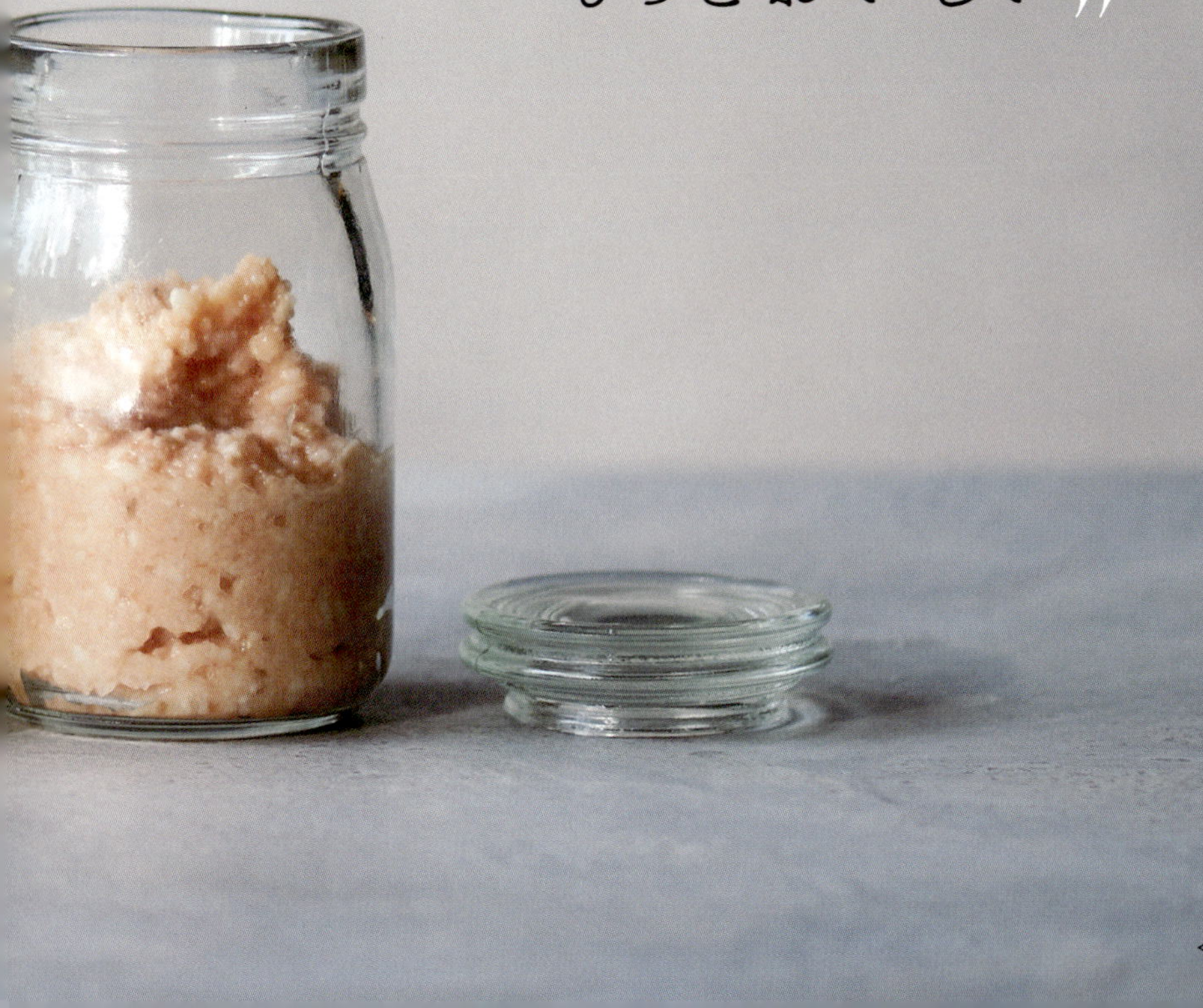

また、コチュジャンや焼肉のタレのような「そのときには必要だけれど、次に使う機会がなかなか来ずに結局余らせてしまう」という調味料も、家で必要な量だけ作れば無駄にならず経済的です。「そういえば、冷蔵庫に眠ったままの調味料の瓶がたくさんあるかも……」という方、意外と多いのでは？

「調味料は買うもの」という概念から離れて、手作りする楽しさとおいしさをぜひ体験してみてください。

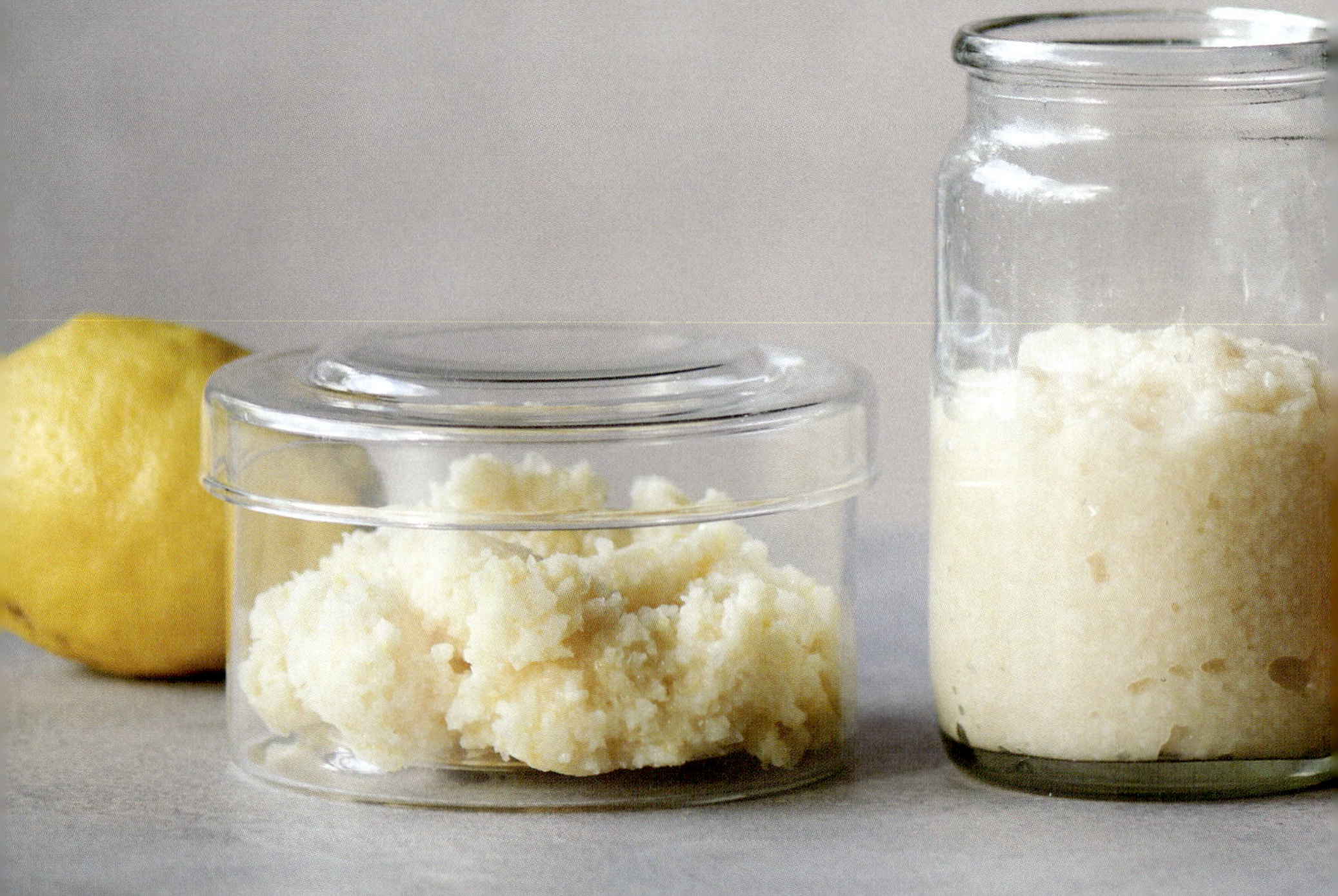

をいただきます

Arrangement Recipe ①

キャベツの玉ねぎ麹スープ

材料 3〜4人分

キャベツ……1/2個
水……200ml
豆乳または牛乳……600ml
玉ねぎ麹……大さじ2
刻んだアーモンド……適量（お好みで）

作り方

1. キャベツはざく切りにし、3分ほど水にさらして水気を切る。
2. 鍋に分量の水と**1**を入れ、中火でキャベツに火を通す。
3. **2**をブレンダーかミキサーにかけて、ペースト状にする。
4. 豆乳または牛乳を入れ、弱火で沸騰しない程度に加熱する。
5. 玉ねぎ麹を入れて混ぜる。器に盛り、お好みで刻んだアーモンドを散らす。

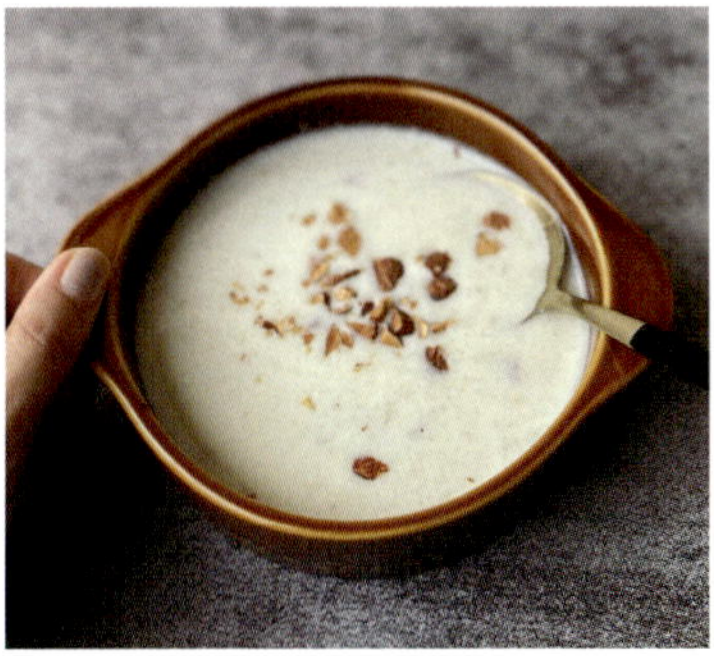

Recipe／38

玉ねぎ麹

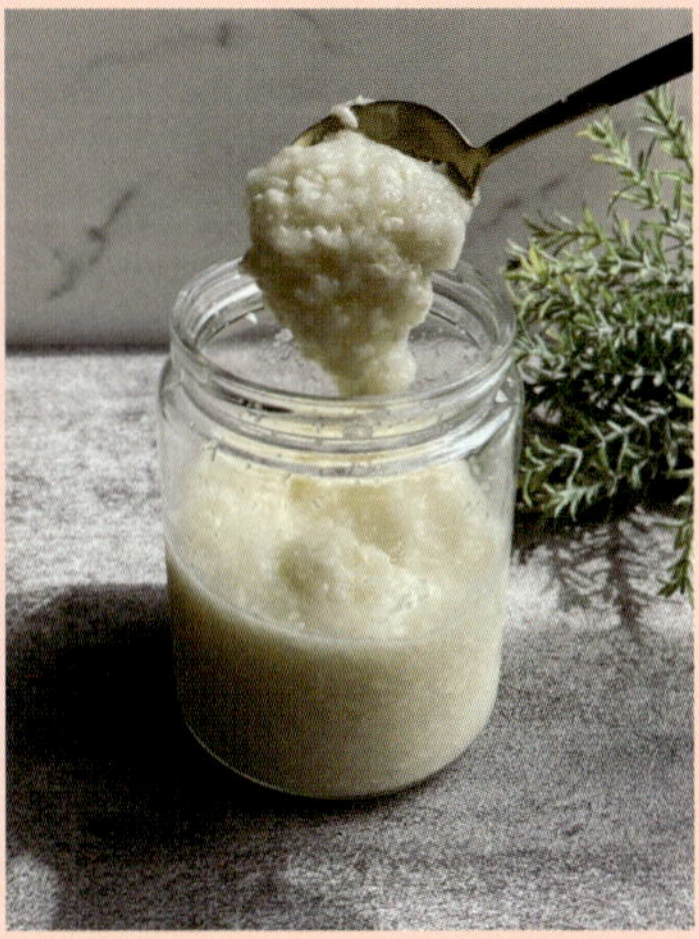

材料 作りやすい分量

乾燥米麹……100g
塩……大さじ2
玉ねぎ……1個（約300g）

作り方 冷蔵保存 約3ヶ月

1. 麹と塩をよく混ぜ合わせておく。
2. 玉ねぎはフードプロセッサーにかけるか、包丁で細かいみじん切りにする。
3. 消毒した保存容器に**1**、**2**を入れ、よく混ぜる。
4. 常温に置き、1日1回混ぜる。春〜秋頃までは5日ほど、冬の寒い時期は10日ほどで完成（麹の芯が取れるのが目安）。

玉ねぎ麹で野菜

＼ホワイトソースに使ってもGOOD／

Arrangement Recipe ③

米粉ホワイトソース煮

材料 4人分

A 牛乳（豆乳でも可）	300ml	小松菜	適量
A 水	300ml	油	大さじ1
A 玉ねぎ麹	大さじ2	冷凍ほたて	適量
玉ねぎ	2個	米粉	50g
じゃがいも	4個	粗挽き黒こしょう	適量（お好みで）
えのきたけ	1袋		

作り方

1. Aをすべてボウルに入れ、混ぜる。
2. 玉ねぎは薄切り、じゃがいもは5mm厚さに切る。えのきたけと小松菜は食べやすい大きさに切る。
3. じゃがいもは耐熱容器に入れ、水少々（分量外）を加えて電子レンジ（600W）で5分加熱する。その間にフライパンに油をひき、中火で玉ねぎを炒める。
4. 玉ねぎの色が変わってきたら、えのきたけと小松菜を入れて炒める。火が通ったら冷凍ほたて、3を加え、具材に火を通す。米粉を入れて全体を混ぜ合わせる。
5. 1を加え、じゃがいもが崩れないように混ぜ合わせ、ひと煮立ちさせる。お好みで粗挽き黒こしょうをふり、器に盛る。

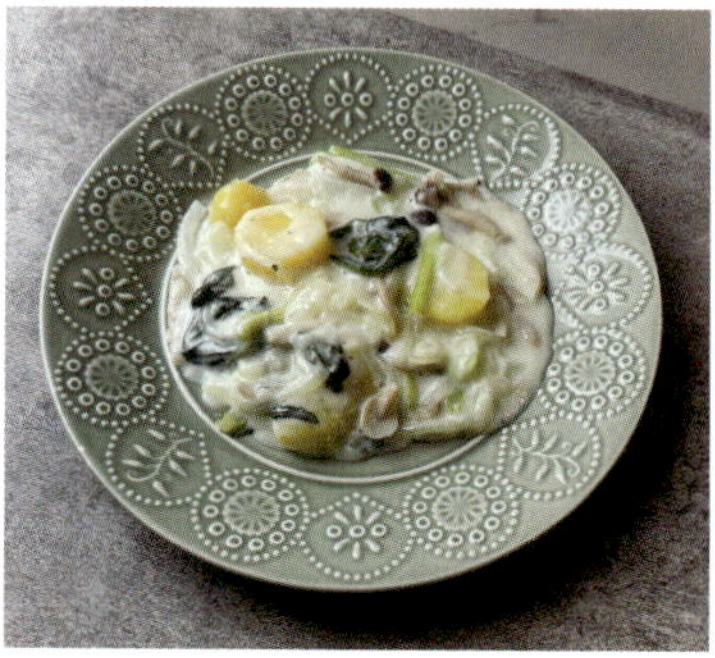

Arrangement Recipe ②

豆腐とわかめの玉ねぎ麹煮

材料 2〜3人分

乾燥わかめ	適量
卵	3個
醤油	小さじ1
にんじん	1本
えのきたけ	1/2袋
絹豆腐	1丁（300g）
水	800ml
玉ねぎ麹	大さじ1強

作り方

1. 乾燥わかめはボウルに入れ、水で戻す。卵は別のボウルに割り入れ、醤油を入れて溶く。
2. にんじんとえのきたけは細かく切る。豆腐は一口大に切る。
3. 鍋に分量の水を入れて沸かし、2のにんじん、えのきたけを入れる。
4. 5分ほど煮たら、1の卵を回し入れる。
5. 玉ねぎ麹を入れて火を止め、1のわかめと2の豆腐を入れてひと煮立ちさせる。器に盛る。

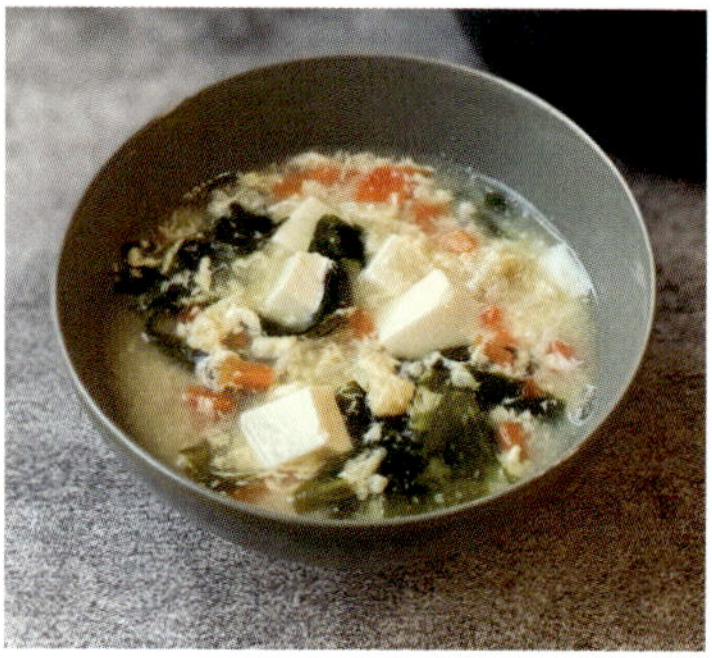

麹調味料の作り方

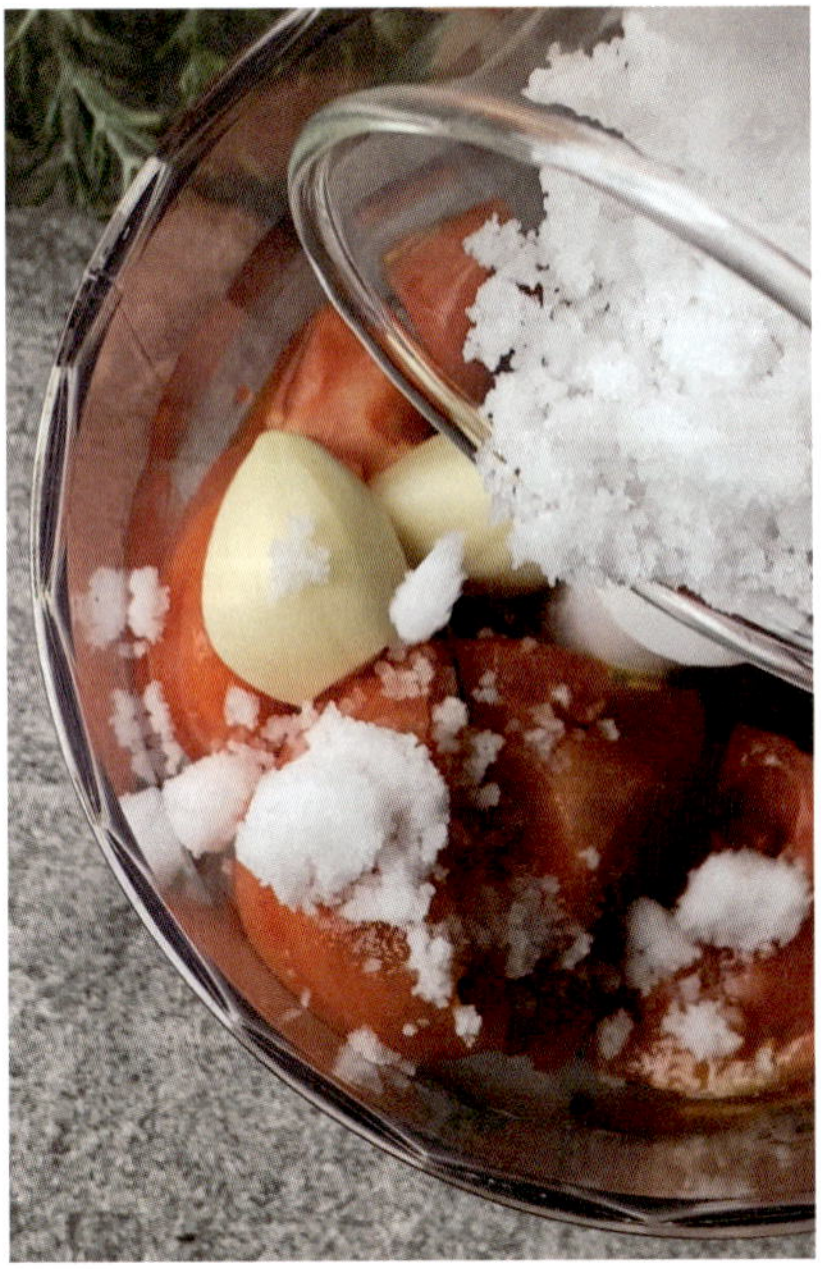

塩麹や醤油麹などとは異なる「アレンジ麹調味料」を作る際は、加える材料をフードプロセッサーなどで細かくするのがポイント。麹とよくなじんで使いやすい調味料に仕上がる。

1 WEEK !

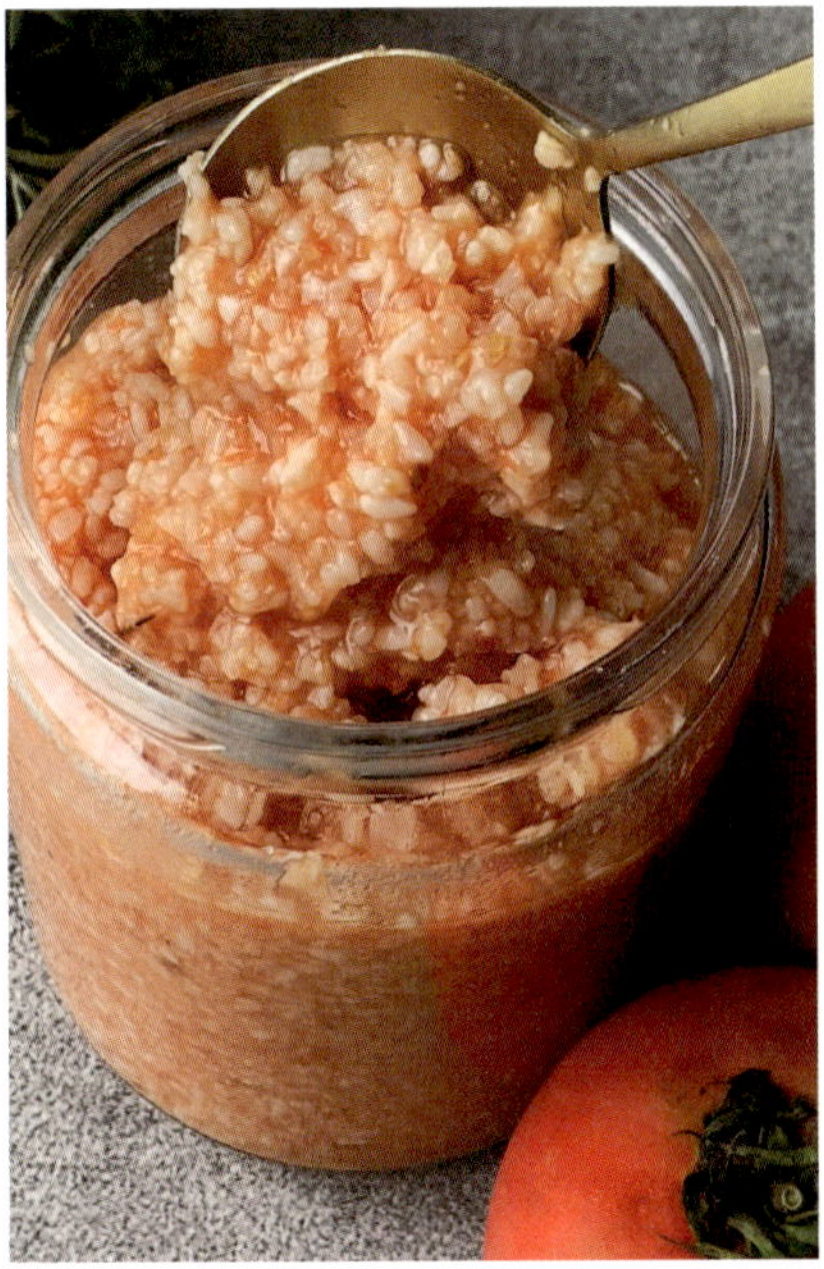

麹とそのほかの材料を合わせたら、消毒した清潔な保存容器に入れて常温保存。清潔なスプーンで、1日1回かき混ぜることで発酵が均一になる。1週間程度経てば、完成！

麹とは、米や麦などの穀物に「麹菌」を繁殖させたもの。甘酒や味噌、焼酎といった日本の発酵食品作りに古くから活用されてきています。本書の調味料レシピで使用しているのは、蒸した米に麹菌を繁殖させた「米麹」です。

麹調味料作りの基本ルールは、「消毒（食品用アルコールで拭くか煮沸）した保存容器で常温に置いて熟成させ、1日1回かき混ぜる」こと。熟成期間の目安は1週間です。できあがったら、冷蔵庫で保存しましょう。

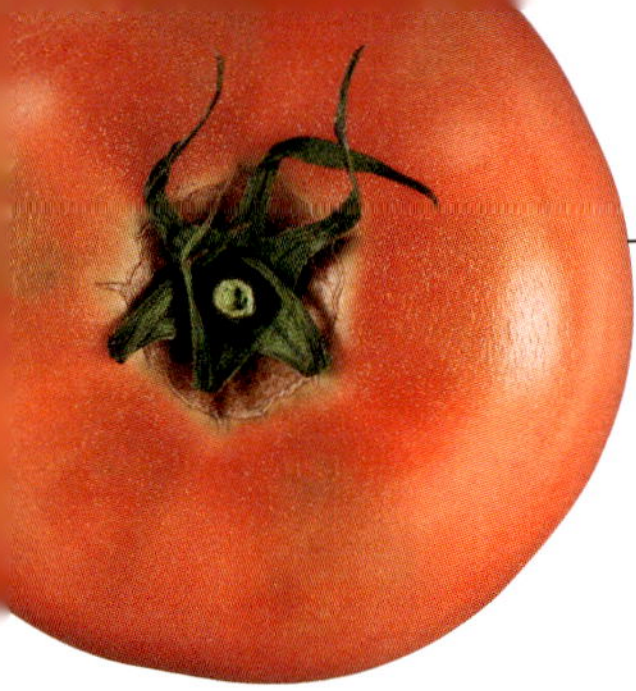

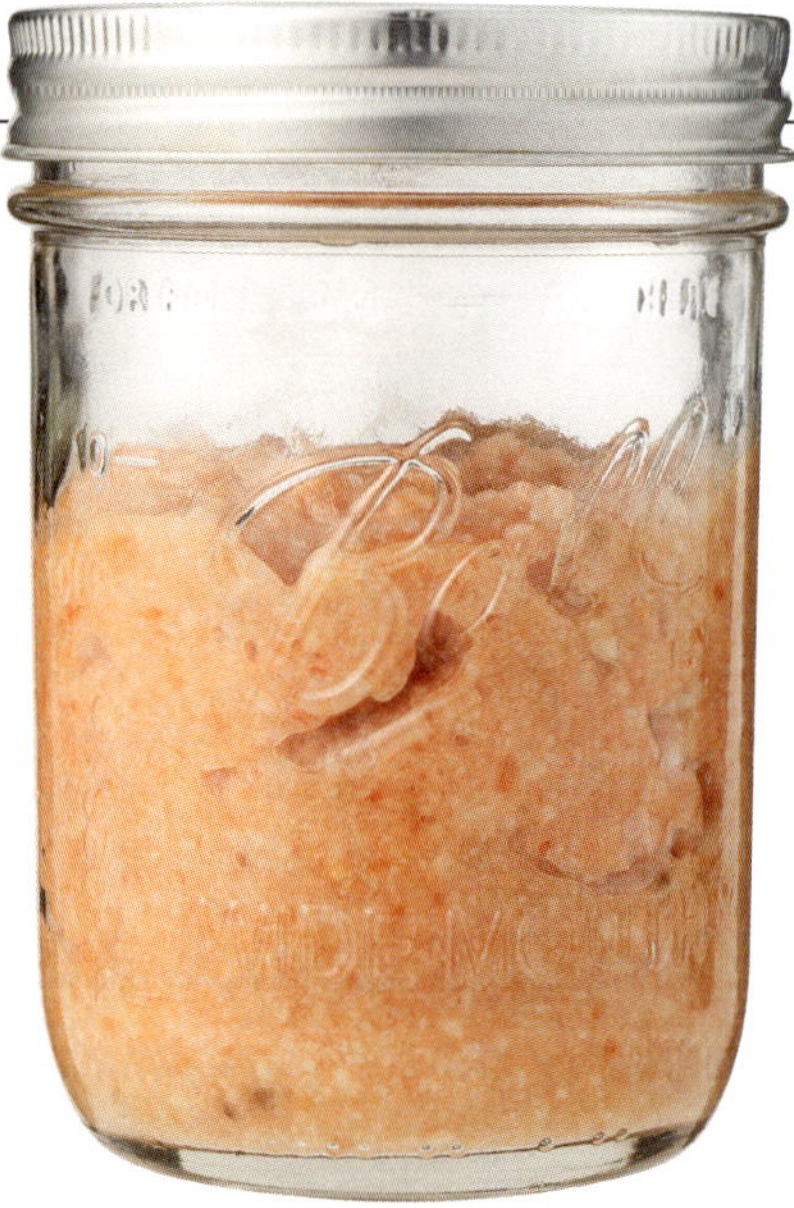

Recipe／**39**

トマトにんにく麹

材料　作りやすい分量

トマト……約400g
A［にんにく……2〜4片
　 塩……50g
乾燥米麹……200g

作り方　冷蔵保存　約2週間

1. トマトの皮をむき、適当な大きさに切る。
2. 1、Aをフードプロセッサーかミキサーにかける。
3. 2と麹を消毒した保存容器に入れ、よくかき混ぜる。トマトの汁が足りなければ、無塩トマトジュース適量（分量外）で水分を追加する。
4. 常温に置き、1日1回かき混ぜる。1週間ほどで食べられるようになる。

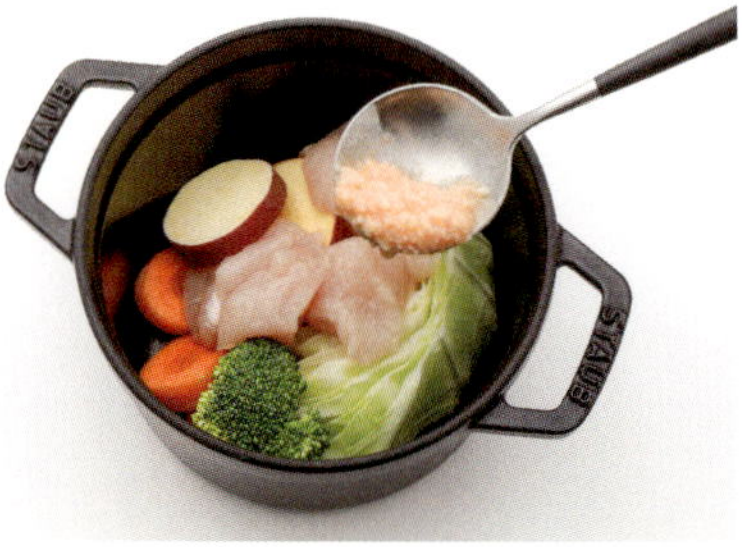

”トマトにんにく麹“

トマトの酸味とにんにくの香りが相性バッチリ、トマトソースのような味わいの麹調味料です。洋風メニューを作ろうとすると脂質が多くなりがちですが、トマトにんにく麹を使えばヘルシーで簡単。たとえば鶏肉と野菜を煮る際に加えるだけで、味わい深い一皿になります。

“レモン麹”

レモンのさわやかな香りと、発酵によるまろやかな酸味を楽しめる調味料。鶏肉や、市販のドレッシングをかけると脂質過剰になってしまいがちなアボカドとの組み合わせがおすすめです。レモンは皮ごと使うので、しっかり洗うか無農薬の国産レモンを選びましょう。

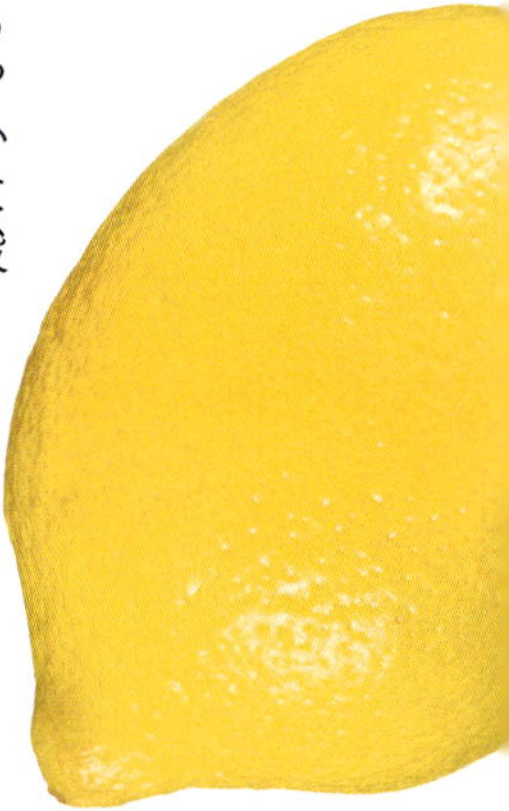

Recipe／40

材料　作りやすい分量

レモン……2個（約140g）
乾燥米麹……100g
塩……大さじ2
水……100ml（お好みの量）

作り方　冷蔵保存　約2ヶ月

1. レモンはよく洗い、皮つきのまま適当な大きさに切る。種は除く。
2. 材料をすべてフードプロセッサーかミキサーにかけて細かくする。
3. 消毒した保存容器に詰め、常温に置き、1日1回かき混ぜる。1週間ほどで食べられるようになる。

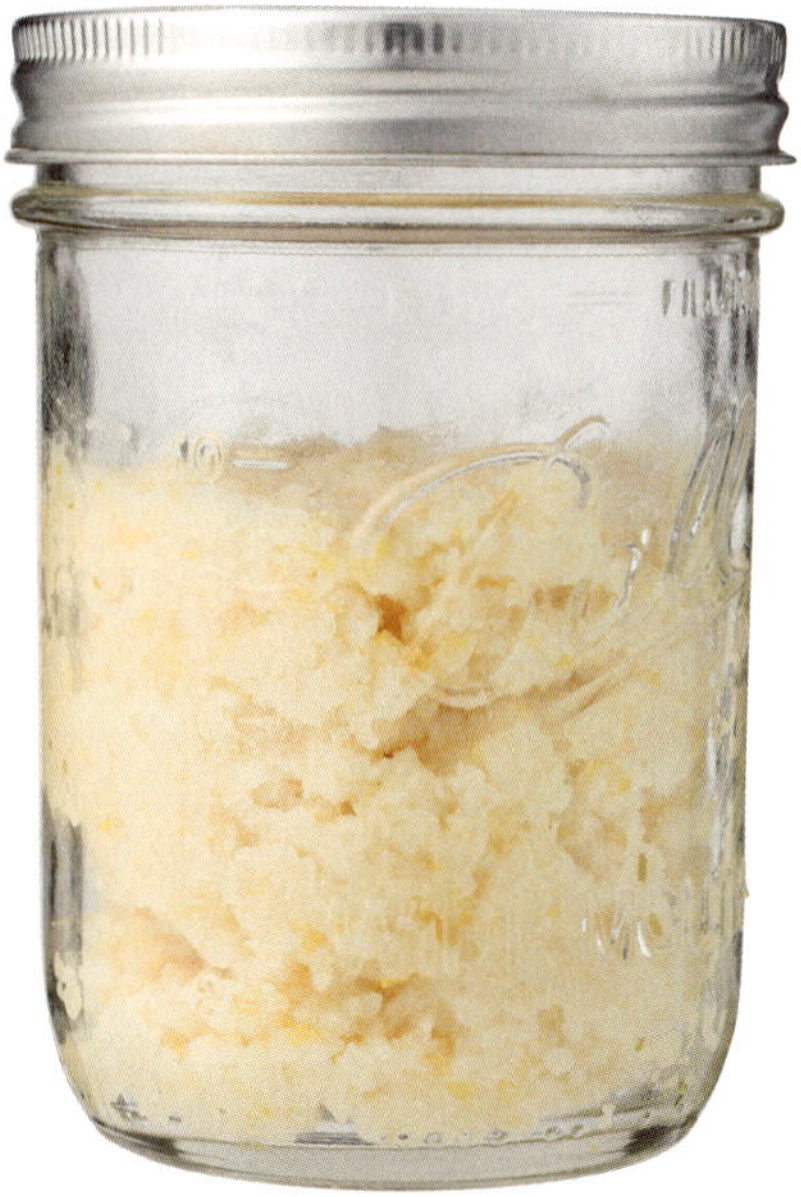

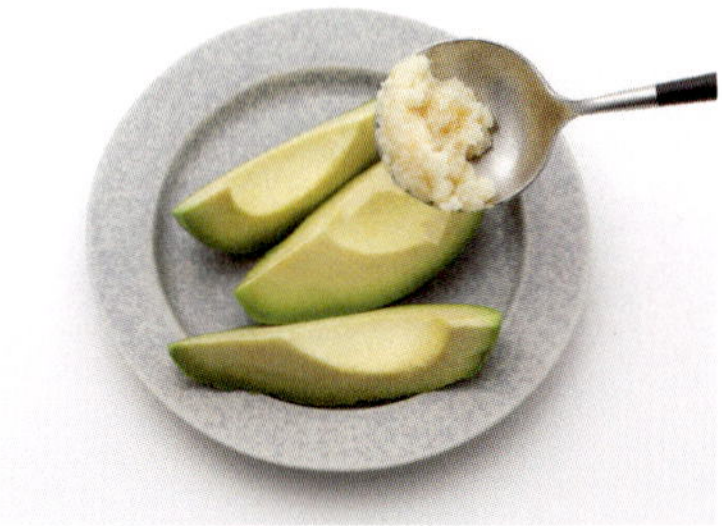

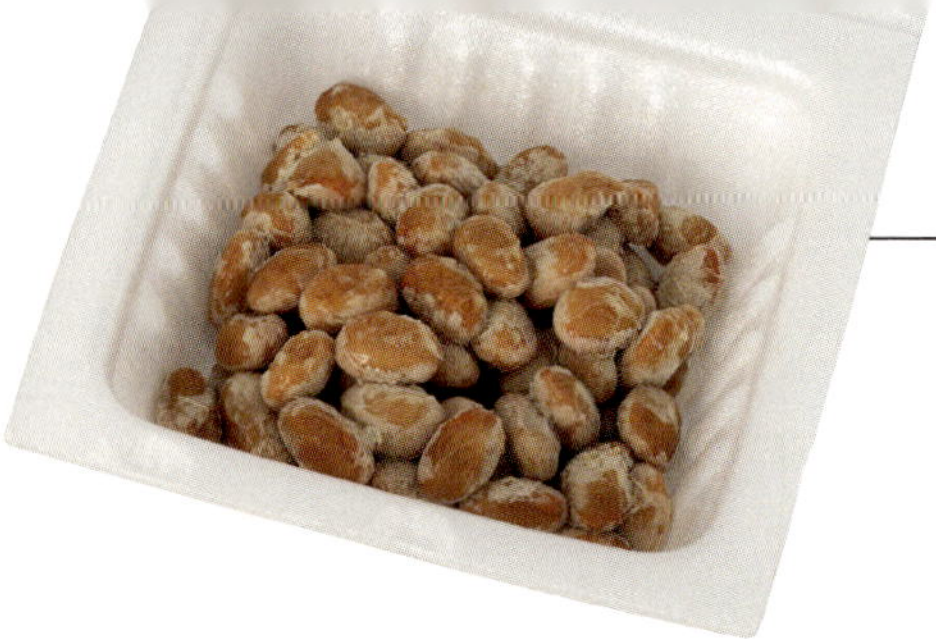

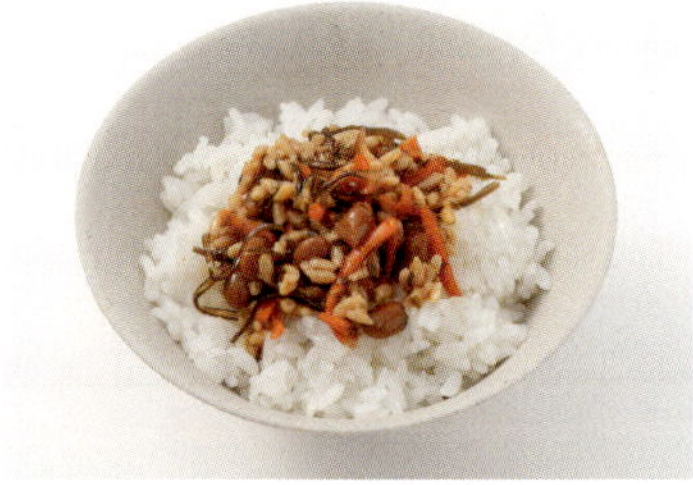

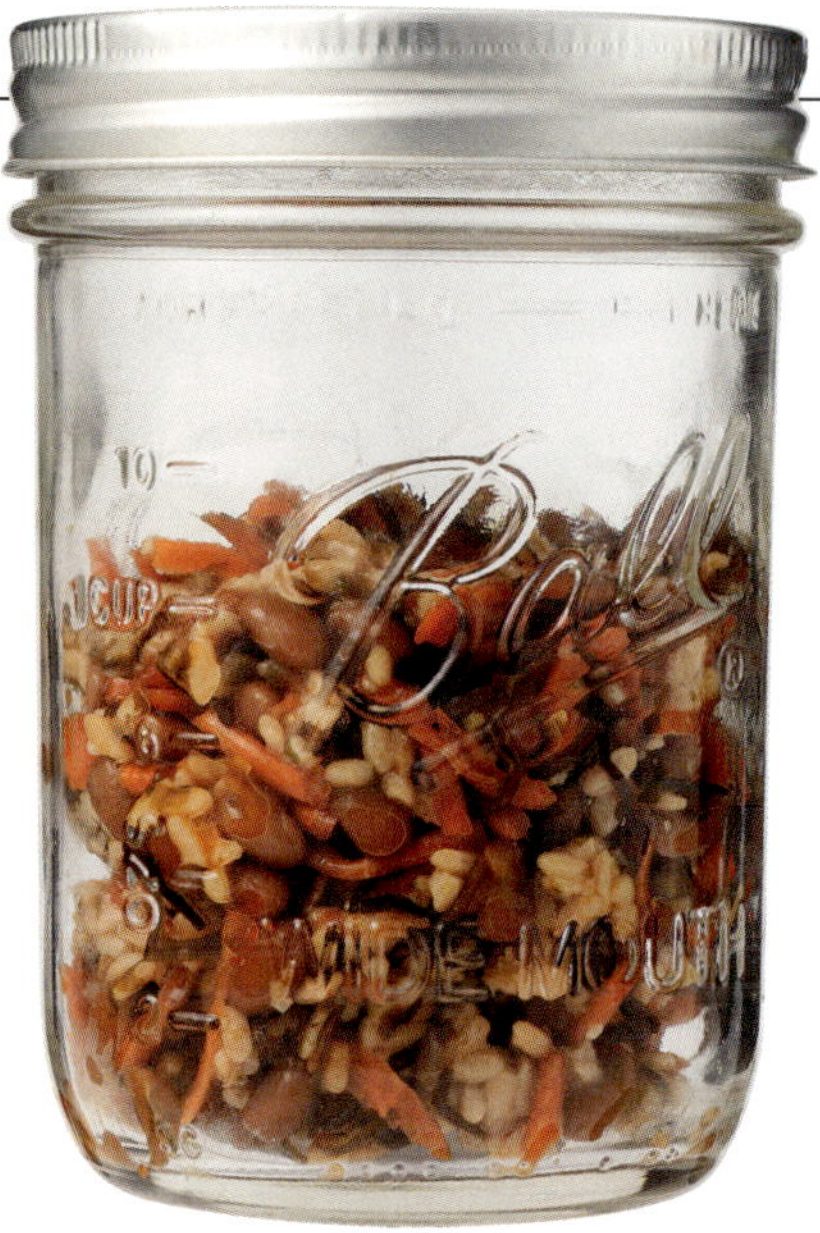

"納豆麹"

麹と納豆を組み合わせた、これぞ最強発酵食！　昆布のうま味がきいた和風の味わいは、白いご飯にぴったりです。材料を混ぜれば2時間ほどで食べられるのも、手軽でスピーディ。腸内環境を改善して美肌を目指したい方は、ぜひ毎日の食事にプラスしてください。

Recipe／**41**

材料　作りやすい分量

にんじん	約1/2本
納豆	3パック
乾燥米麹	100g
刻み昆布	5g
青のり	大さじ2

【タレ】

醤油、酒、みりん	各大さじ3
酢	大さじ1

作り方　冷蔵保存　約1週間

1. タレの材料を鍋に入れ、煮立たせる。
2. **1**を人肌ぐらいまで冷ます間に、にんじんをスライサーか包丁で千切りにする。
3. 消毒した保存容器に材料をすべて入れ、**1**を加えてよく混ぜる。
4. 2時間くらい常温に置くと食べられるようになる。水気が足りなければ、醤油を少し足す。3日ほど冷蔵庫で寝かせると、味がよりなじむ。

もっと知りたい

自家製調味料

Recipe／43

自家製だしパック＆ふりかけ

だしの材料　お好みの分量

煮干し……適量

ふりかけの材料　お好みの分量

煮干し……適量
かつお節……適量
青のり……適量
塩……適量

だしの作り方

1. 煮干しは、はらわたを取り除いてフードプロセッサーにかけ、細かくする。
2. お茶用パックに詰める。

ふりかけの作り方　冷蔵保存　約1週間

1. 煮干しと、だし作りで取り除いたはらわたを合わせ、フードプロセッサーにかけて細かくし、ボウルに移す。
2. 1にそのほかの材料をすべて入れて混ぜ、消毒した瓶に詰めて冷蔵保存する。

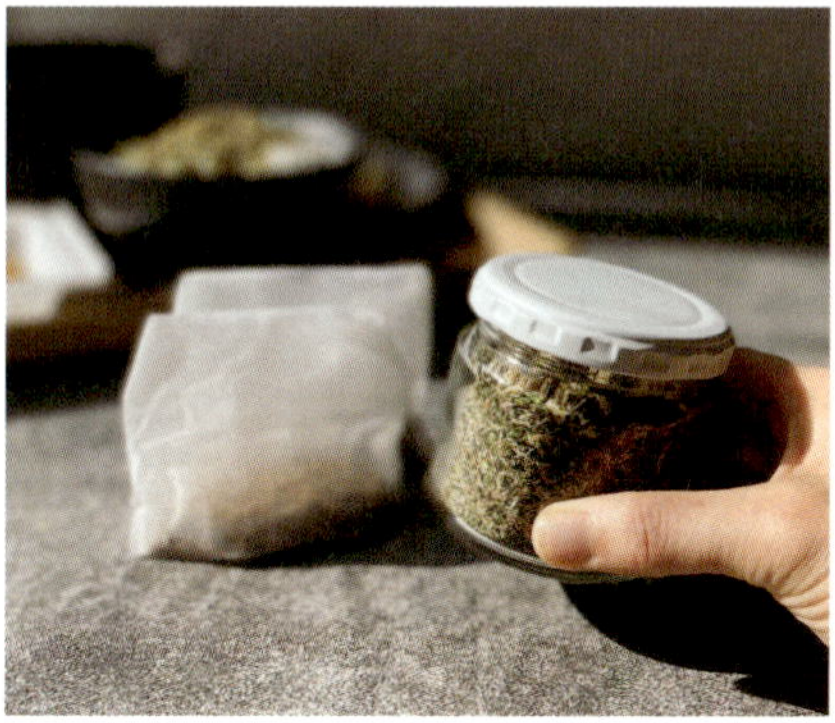

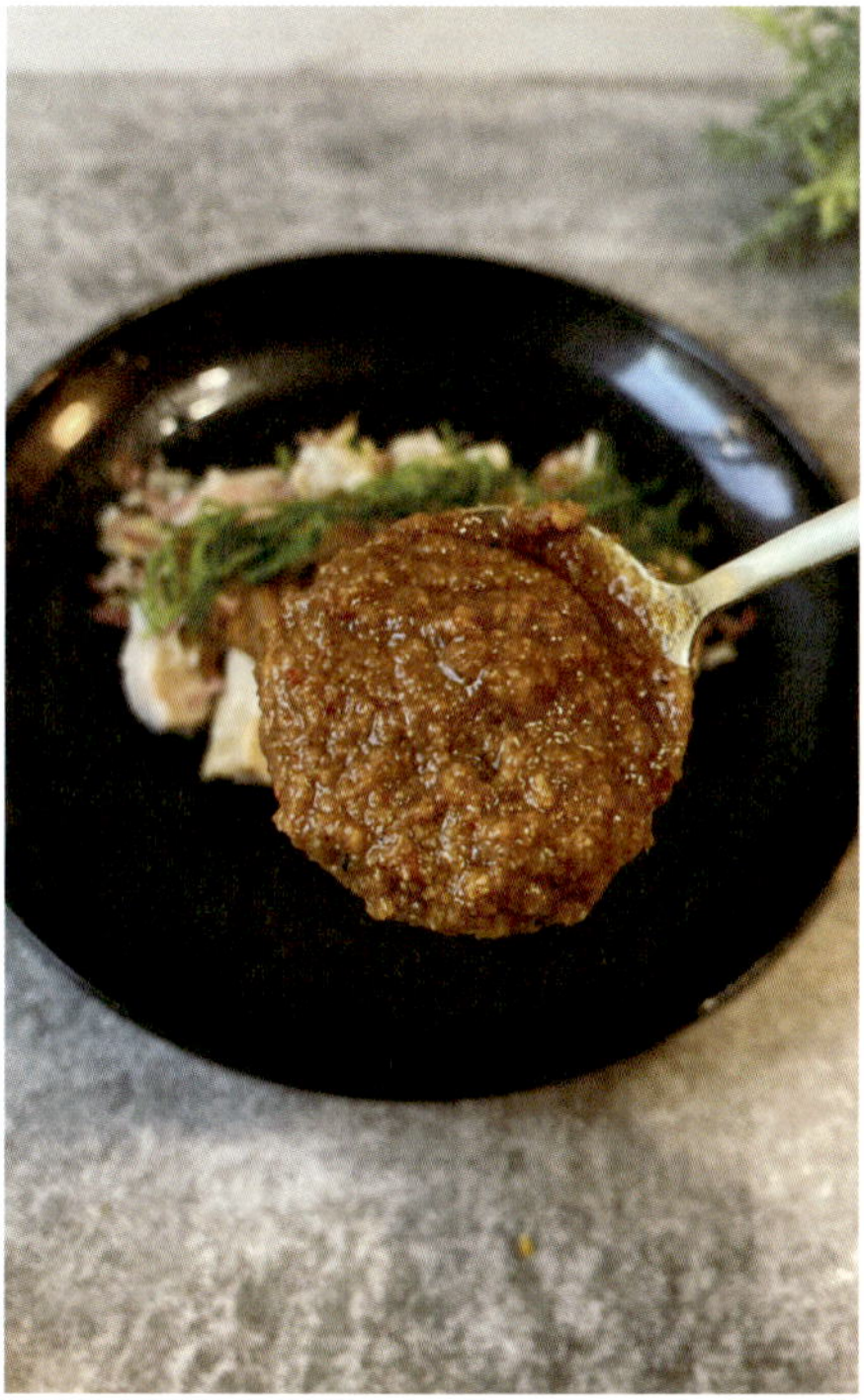

Recipe／42

ピリ辛ごまダレ麹

材料　作りやすい分量

すりごま……大さじ2
麹甘酒……大さじ2
（なければ砂糖大さじ1で代用）
醤油（醤油麹でも可）……大さじ1
ごま油……大さじ1
七味唐辛子……適量

作り方　冷蔵保存　約1週間

1. 器にすべての材料を入れて混ぜる。好みで七味唐辛子の量は加減する。

※薬味とともにゆで鶏にかけるとおいしい。

Recipe／**45**

焼肉のタレ

材料　作りやすい分量

玉ねぎ	1/2個(90g)
りんご	1/4個(60g)
しょうが	10g
にんにく	5片
乾燥米麹	100g
醤油	200g

※好みで、しょうがを減らしてにんにくを増やしても可

作り方　冷蔵保存　約2ヶ月

1. 醤油以外の材料を、フードプロセッサーかミキサーにかけて細かくし、消毒した保存容器に入れる。
2. 1に醤油を入れ、よく混ぜる。
3. 常温に置き、1日1回混ぜる。1週間ほどで食べられるようになる。

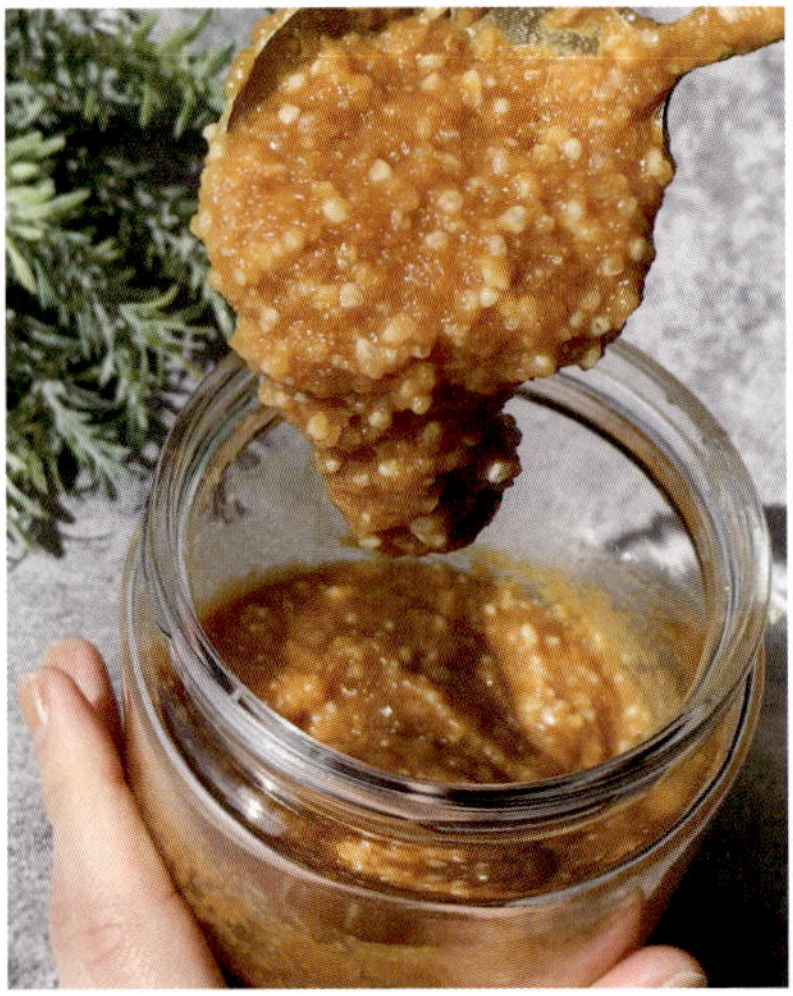

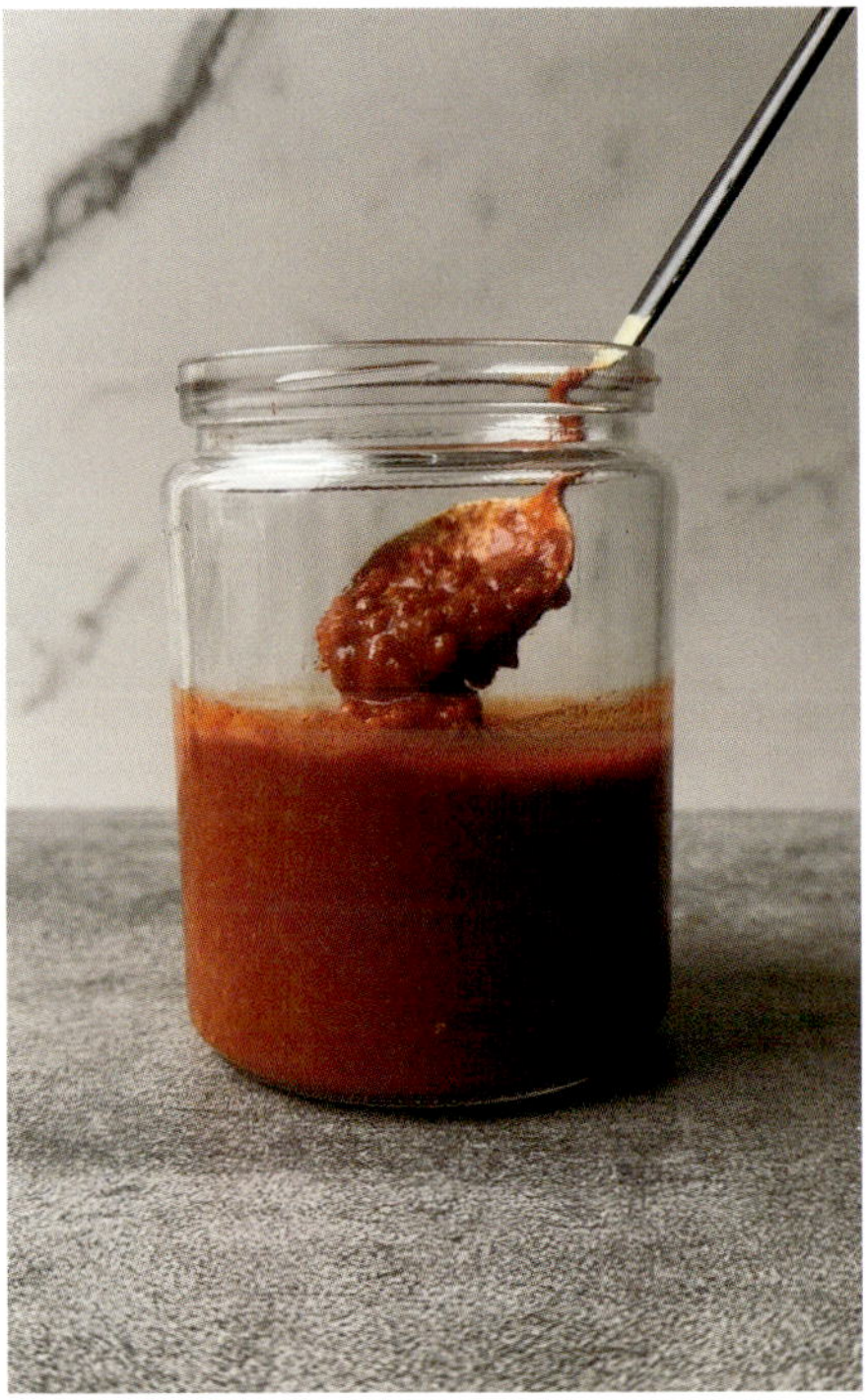

Recipe／**44**

コチュジャン

材料　作りやすい分量

甘麹	200g
粉唐辛子	30g
味噌	大さじ3
醤油麹(醤油でも可)	大さじ2

作り方　冷蔵保存　約2週間

1. 消毒した保存容器に、すべての材料を入れて混ぜる。
2. 常温で1日寝かせる。その後は冷蔵庫で保存する。

“ギルトフリーなのに大満足な栄養おやつ”

成人女性の目標摂取カロリー1日2000kcalのうち、200kcalまでならおやつを食べてもOKです。私は普段「200kcalまでに抑えられれば何を食べてもいいですよ」とお伝えしていますが、できれば脂質は少なめのほうが安心ですし、食事量が足りない方にはおやつを「補食」として栄養を摂っていただくのが理想的です。

そこでここでは、罪悪感なく甘いものを食べられて、かつ栄養面も充実している、うれしいおやつレシピをご紹介します！

アイスクリーム、ケーキ、チョコレートなどは、市販品だと脂質が多くハイカロリーなので、200kcalに抑えるのが難しいもの。「ほんの少ししか食べられない……」と、かえってストレスを感じてしまうこともあるかもしれません。でも、ここでご紹介するレシピなら、脂質を摂りすぎる心配もなく、量も十分楽しめるので大満足！保存容器などに入れて、オフィスに持参するのもおすすめです。

適度なゆとりを持つことは、食事改善を長く続けていくコツでもあります。おいしいおやつを、ヘルシーに楽しんでくださいね。

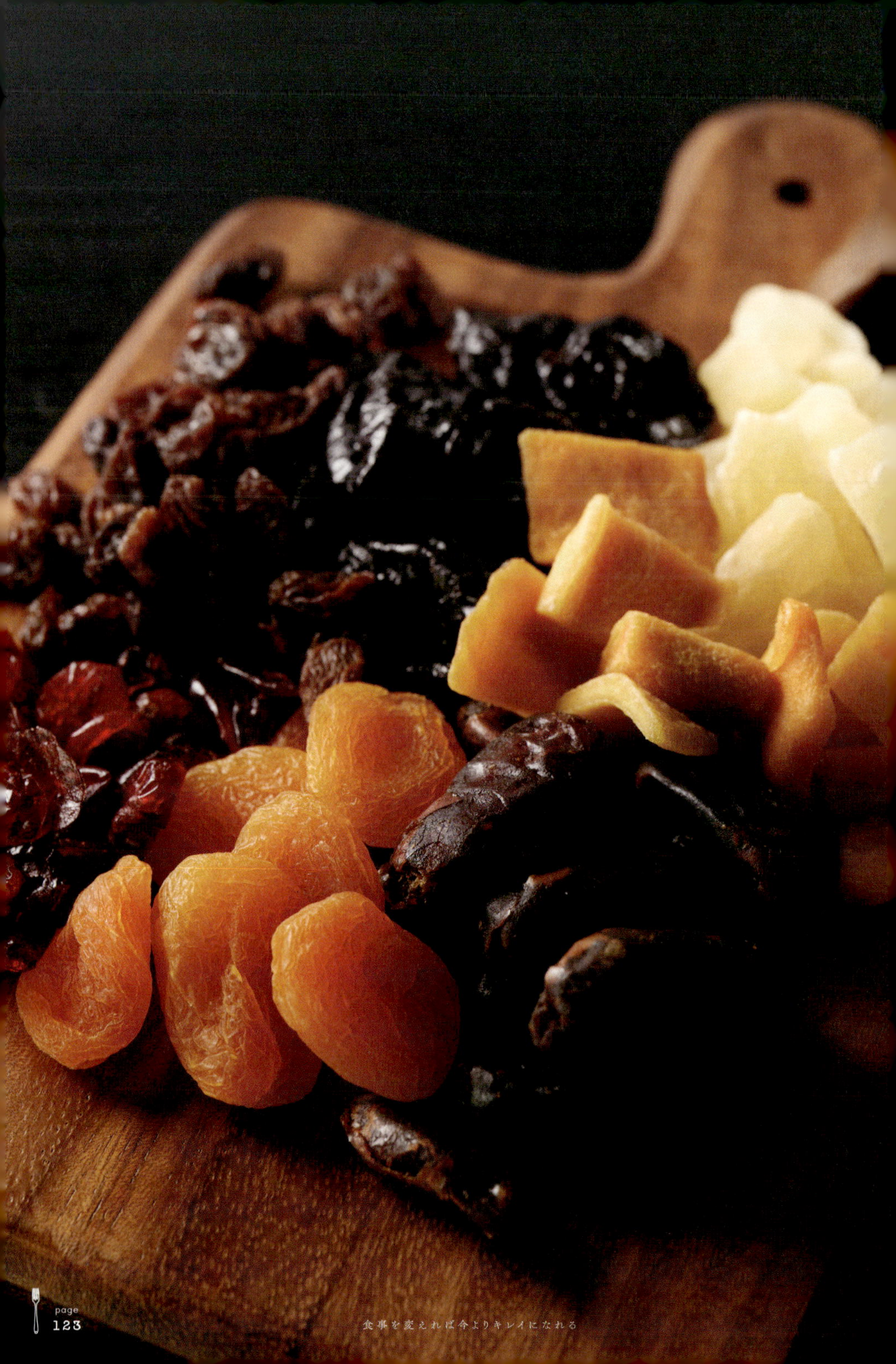

Recipe／46 ブルーベリーアイス

作り方

1. すべての材料をフードプロセッサーにかけ、ペースト状に細かくする。
2. バットに入れ、冷凍庫で2～3時間冷やす。

※すぐに食べたいときは、ヨーグルトの量を減らすと早く凍る。
ヨーグルトの量を少なくするとシャーベット風、
多くするとやわらかめのアイス風になる。

材料 2人分

冷凍ブルーベリー……100g
プレーンヨーグルト……100g
お好みの甘味料（入れなくても可）……大さじ1
塩……少々

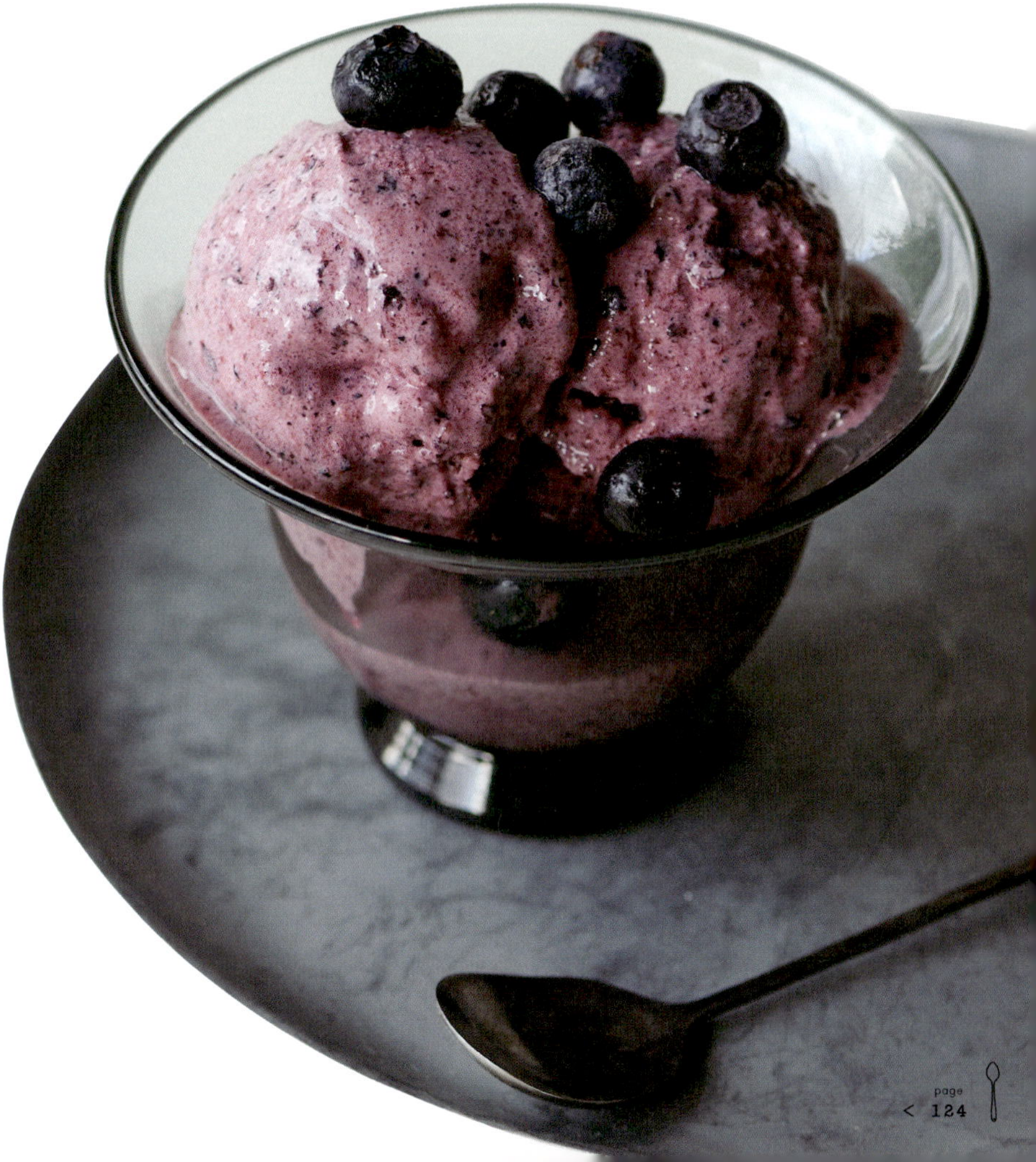

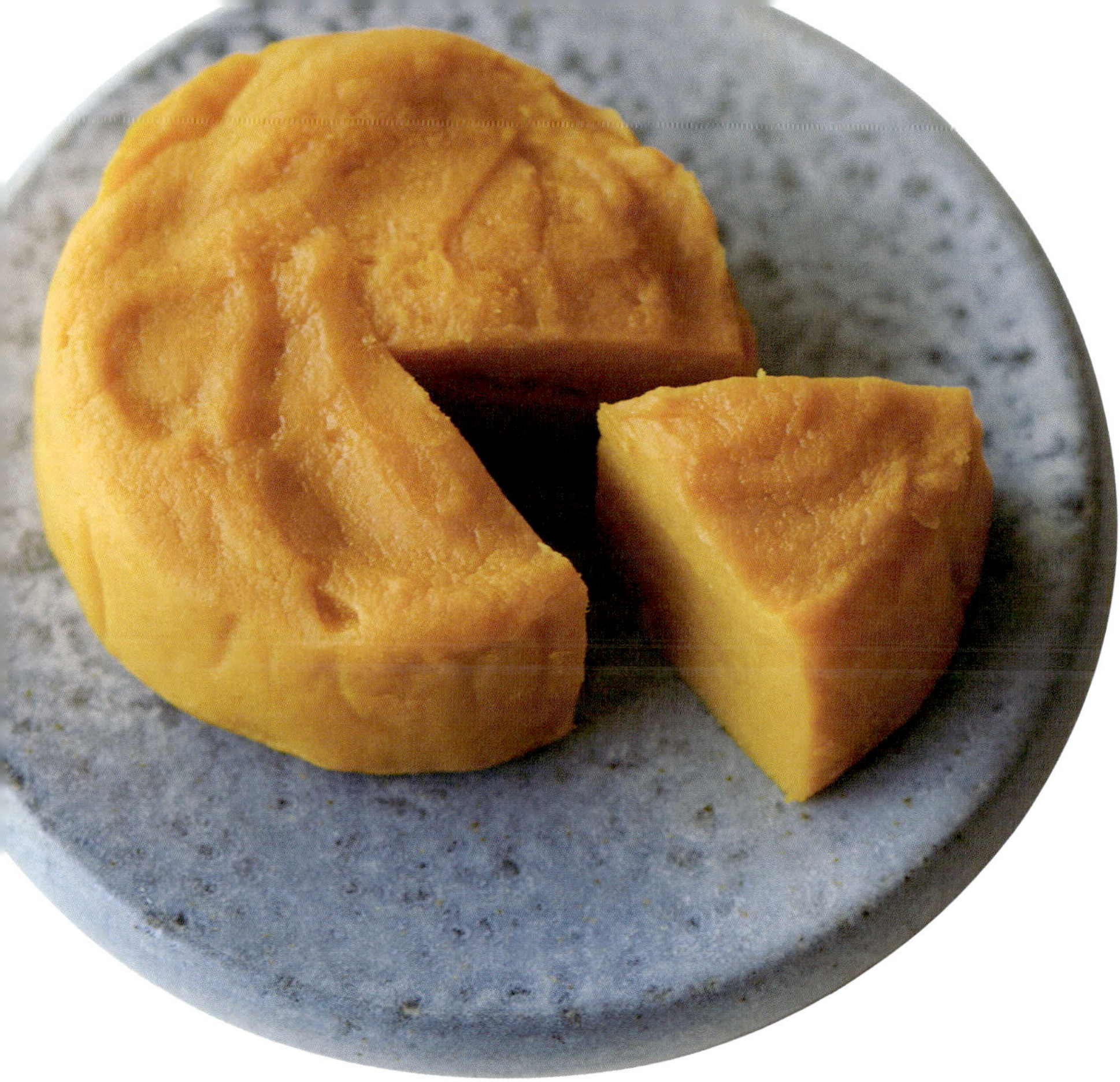

Recipe／47 かぼちゃケーキ風

作り方

1. かぼちゃはさっと水にさらしてラップに包み、耐熱皿にのせて電子レンジ（600W）で約4分加熱して、かたいようであれば追加で加熱する。皮を取り除く。
2. 1と残りの材料をボウルに入れ、かぼちゃをつぶしながらよく混ぜる。
3. 材料が入るサイズの型（耐熱・深め）にクッキングシートを敷き、2を入れる。
4. 電子レンジ（600W）で約3分加熱し、型から外して器に盛る。

材料 2人分

かぼちゃ……約180g
卵……1個
お好みの甘味料……大さじ1

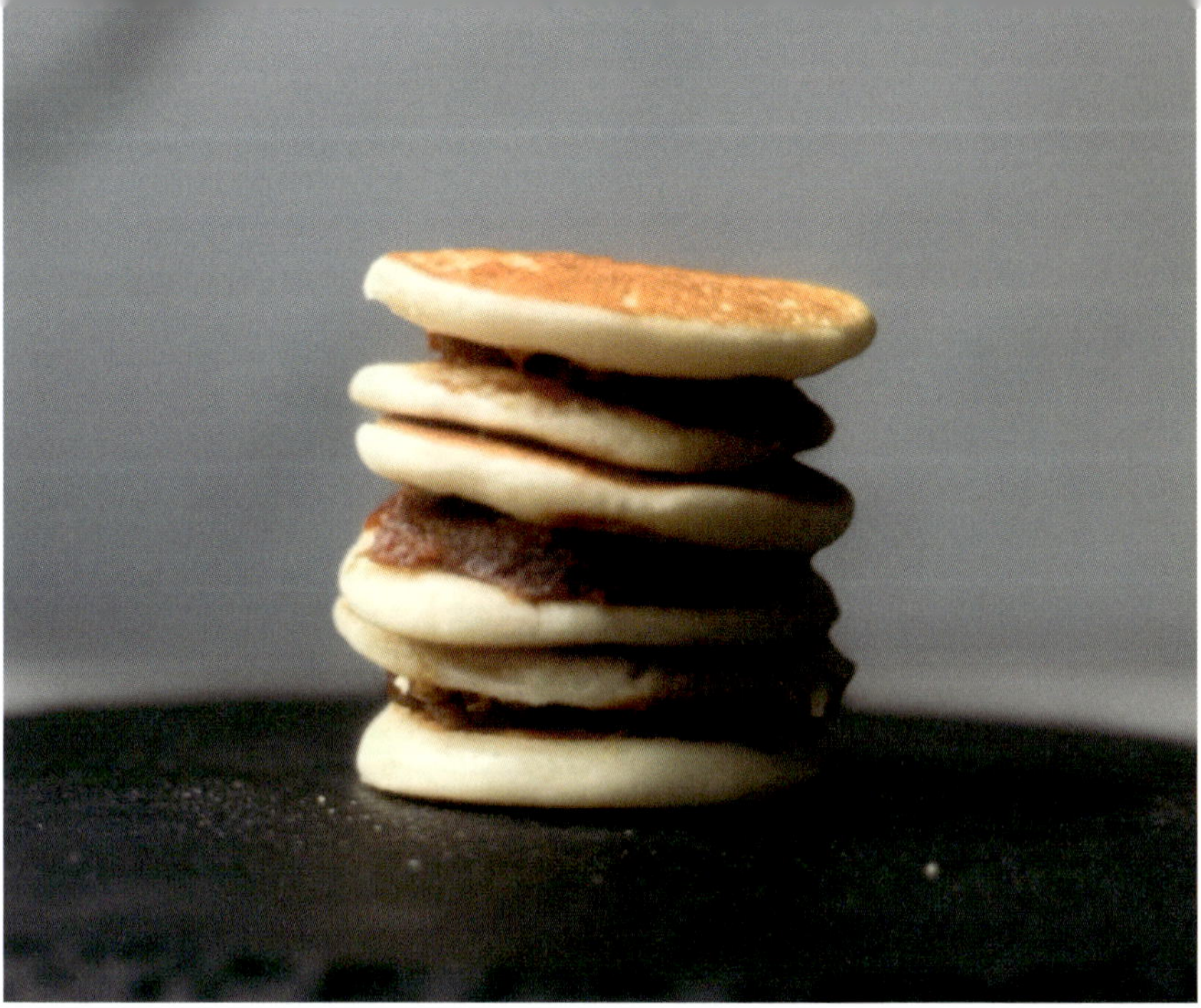

Recipe／48

米粉デーツどら焼き

材料 2人分

どら焼き生地
- 米粉……50g
- 牛乳……50g
- みりん……大さじ1
- ベーキングパウダー……小さじ1
- 醤油……小さじ1
- オリーブオイル……小さじ1

デーツあん
- 乾燥デーツ（種なし）……約6粒
- きな粉……大さじ1
- 水……約小さじ1

作り方

1. どら焼き生地の材料をすべてボウルに入れ、泡立て器でよく混ぜ合わせる。
2. フライパンに薄く油（分量外）をひき、生地を丸く落として中火で焼く（すぐに焼けるので目を離さないように注意する）。
3. デーツあんを作る。耐熱容器にデーツと水小さじ1（分量外）を入れる。電子レンジ（600W）で約40秒加熱する。やわらかくなったデーツをつぶし、きな粉と水を加えて混ぜる。
4. **2**に**3**を挟む。

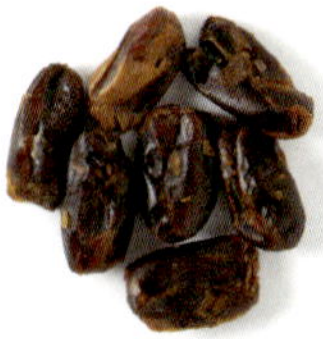

デーツは日本名で「なつめやし」と呼ばれる果実です。乾燥させたものには濃い甘みがあり、食物繊維やミネラルもたっぷり。そのままおやつにするのもおすすめです。

Recipe / 49

エナジーボール

市販チョコの多くは脂質のかたまり!

疲れたときに「糖分補給」としてチョコレートを食べていませんか？　市販のチョコは糖分も多いのですが脂質もたっぷり！　食べすぎないように普段から注意しましょう。

材料　2人分

- オートミール……80g
- ココアパウダー……15g
- デーツ……12個ほど
- バニラエッセンス……適量（なくても可）
- 塩……少々
- ぬるま湯……約150ml

※材料の量はまとまりやすいように加減して可

作り方

1. ぬるま湯以外の材料をフードプロセッサーにかけて細かくする。
2. 1をボウルに入れ、ぬるま湯を加えて混ぜる。
3. 2を一口サイズに丸める。
4. 室温でそのまま、または冷やして食べる。

※一晩置くとオートミールがやわらかくなり、生チョコのような食感を楽しめる。

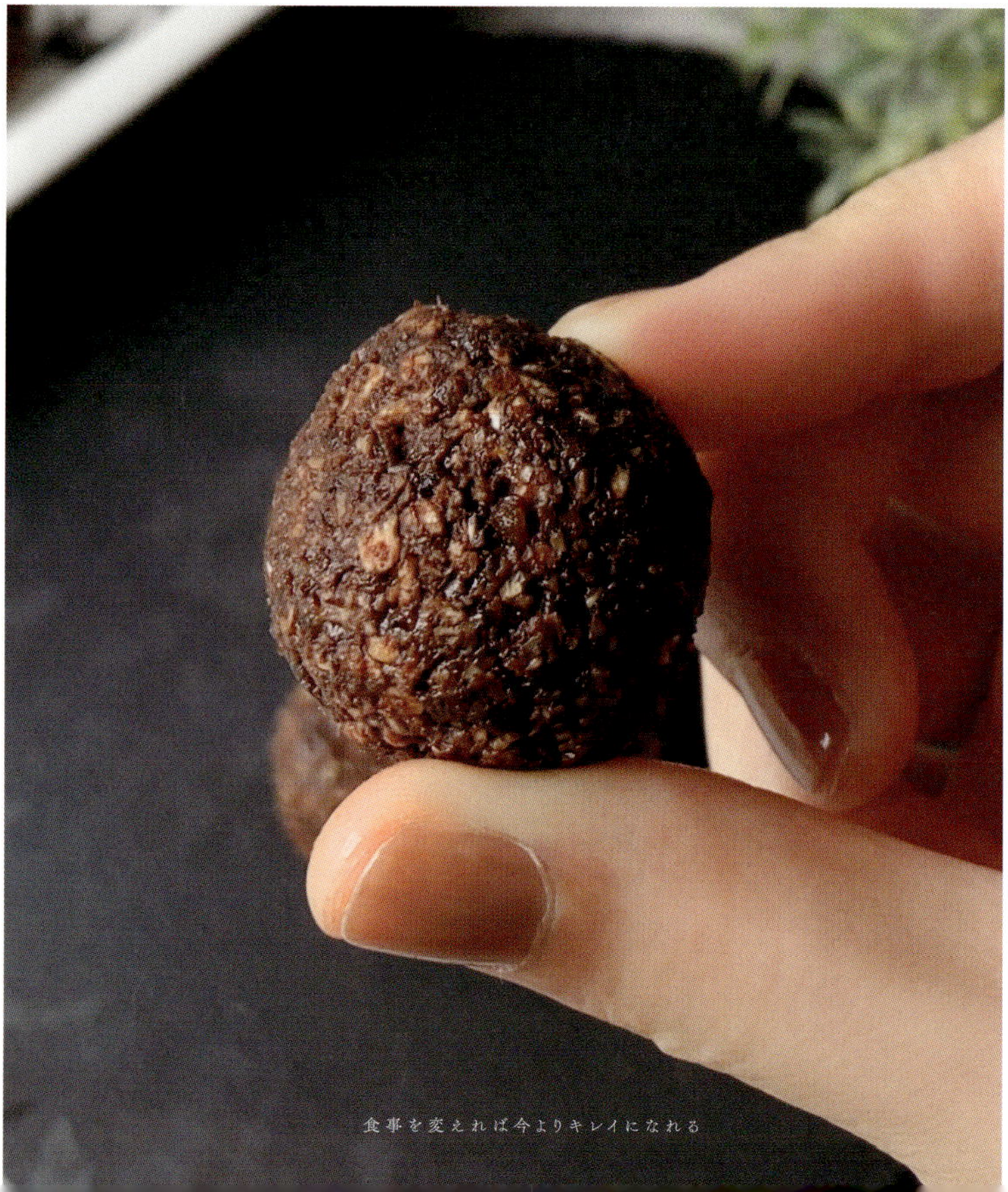

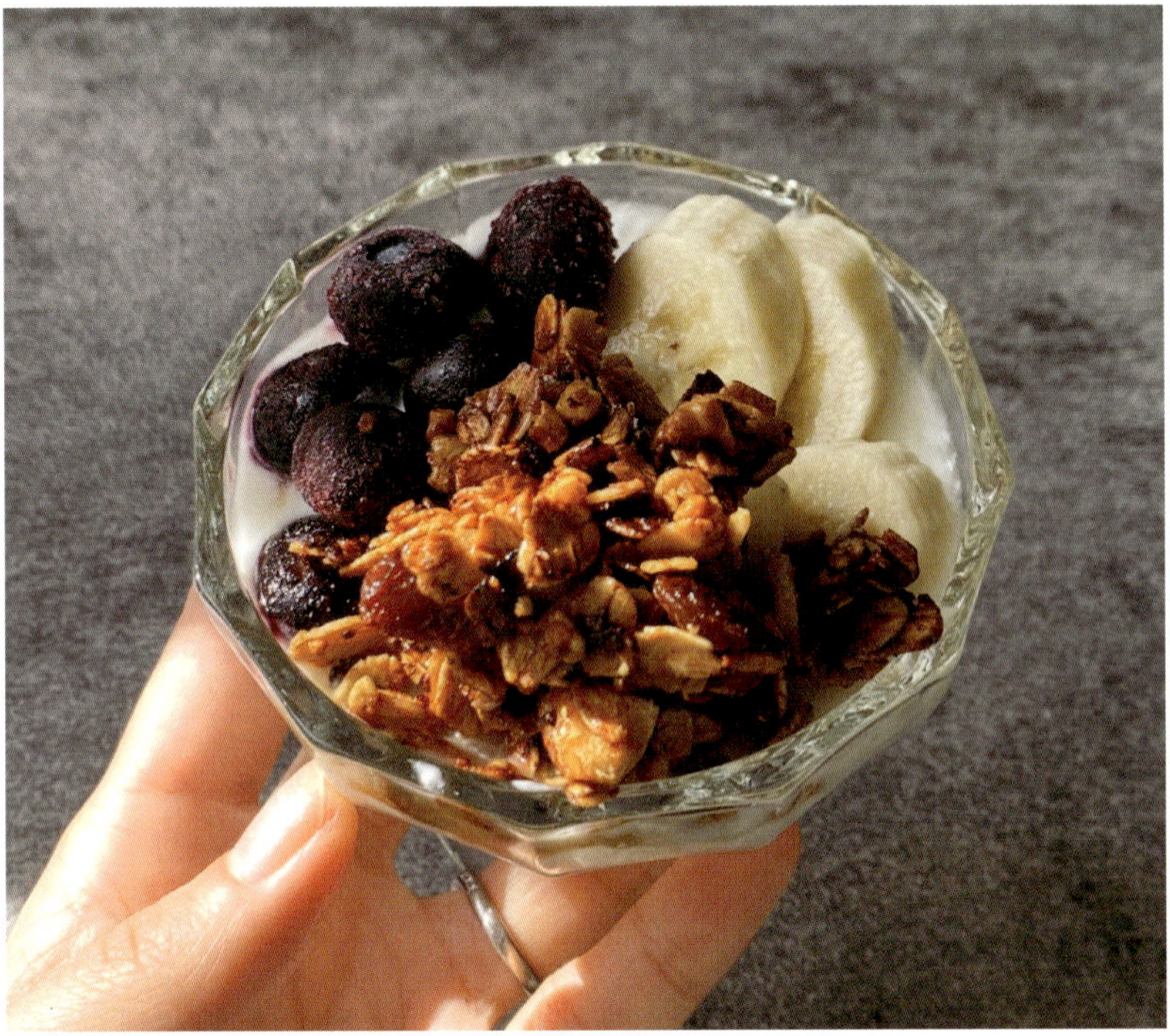

Recipe／50

オートミールグラノーラ

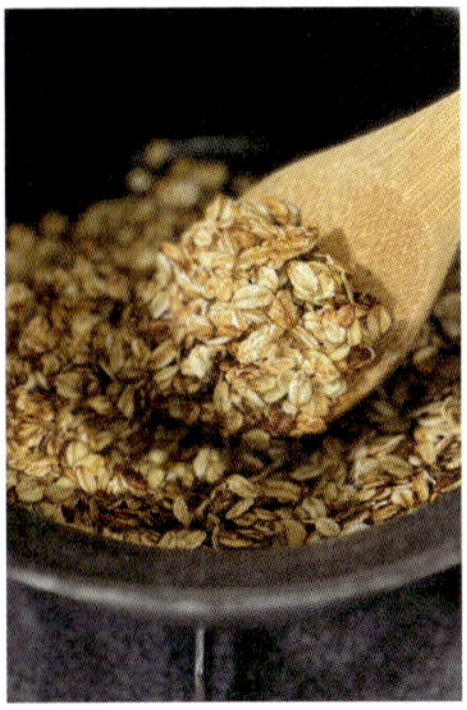

甘味料を最初に入れて炒めると焦げやすい。オートミールが薄い茶色になるまで炒めて火を止めてから甘味料を加えると、焦げにくいうえ、オートミールがまとまりやすい。

材料 2人分

バター（オリーブオイルかココナッツオイルを大さじ2でも可）……20g
オートミール……100g
レーズン……適量
ナッツ（くるみやアーモンド）……適量
デーツシロップ（はちみつ、メープルシロップでも可）……大さじ2
ヨーグルト、冷凍ブルーベリー、バナナ……各適量

作り方

1. フライパンにバターを入れて中火にかけ、オートミール、レーズン、ナッツを炒める。
2. オートミールが薄茶色になったら火を止めて、デーツシロップを入れて混ぜる。
3. 2をフライパンの上で平らにならし、冷ましてからほぐす。
4. 器にヨーグルトを入れ、3、冷凍ブルーベリー、バナナを盛る。

• Food for Beauty •

Part

3

内側から輝く肌を作る食事のポイント

美肌も食事から作られる

体の内側から美肌を育むには、適切なPFCバランスとカロリーが必須です。
次のチェックリストにトライして、チェックがついたところから
意識的に改善していきましょう。

CHECK !

あなたはいくつ当てはまりますか？

- ☑ 1 朝食は摂らないか、スムージーや栄養ドリンクなどを飲むだけ
- ☑ 2 食事で食べるお米はお茶碗に少なめか、まったく食べない
- ☑ 3 毎日の食事はサラダが中心
- ☑ 4 毎食のたんぱく質はかなり意識して摂る。プロテインドリンクも欠かせない
- ☑ 5 果物はあまり食べない
- ☑ 6 サラダ油やごま油をよく使う
- ☑ 7 チョコレートが大好物
- ☑ 8 便秘になりやすい
- ☑ 9 花粉症などのアレルギー体質

NOTE

できることから変えていきましょう！

1の解説 カロリー不足は美肌の大敵

カロリーが足りないと、新しい肌細胞を生み出し、古い肌細胞を排出するターンオーバーを促せません。

2の解説 インナードライに注意

お米を抜く＝カロリー不足の原因。さらにPFCバランスが崩れるので、肌の水分と油分のバランスも崩れてインナードライの状態に。

3の解説 重度のカロリー不足

ビタミン・ミネラル・食物繊維を摂れていてもエネルギーがまったく足りていないので、健康を害する恐れも。

4の解説 たんぱく質の摂りすぎにご用心

消化不良を起こし､腸内環境の悪化から肌荒れにつながるパターンです。食物繊維が含まれないという点にも要注意。

5の解説 果物でビタミンや水分を摂取

肌細胞の合成に必要なビタミンCが不足気味に。ほかにも水分や、抗酸化に役立つ成分も含まれているので積極的に摂りましょう。

6の解説 酸化しにくい油を選んで

合成油の多くは体内で活性酸素を発生させやすく、酸化という老化現象につながります。ココナッツオイルやオリーブオイルがおすすめ。

7の解説 チョコレートの食べすぎは老化の原因に

一般的に、チョコレートは糖質より脂質のほうが圧倒的に多い食べ物。脂質の摂りすぎは体内の酸化につながり､肌の老化も早めてしまいます。

8の解説 便が溜まると肌荒れの原因に

大腸には水分を吸収して体内に回す働きもあります。そこに便が残っていると、毒素が肌まで回ってしまうことに……。

9の解説 アレルギー症状は炎症のサイン

「花粉で肌が荒れる」などのアレルギー症状は、消化不良や腸内環境の乱れからくる腸の炎症サインの場合があります。

"カロリー不足は、美肌にも大敵です"

Part1では、健康美を育む理想の食事についてお伝えしました。「1日の総摂取カロリーが2000kcal、かつ炭水化物の割合が50～65%を占める」という理想の食事内容に近づいてくると、**まず変化を感じられるのが「肌」**です。

私のもとへ相談に来る女性の皆さんも、食事の改善を始めて1～2ヶ月ほどすると「吹き出物が出なくなりました」「敏感肌だったのに、肌質が変わりました」と、うれしい報告を寄せてくださいます(※1)。

では、なぜ食事のバランスが整うと肌も整うのでしょうか？

ここで、肌の仕組みについて簡単にご説明しましょう。

Memo

※1…私もカロリーを十分に摂取することを意識した食生活に変えて、肌の明るさがより増しました。とはいえ、生理前はホルモンの関係で、ニキビがひとつふたつできるのは仕方ありません。ただ、それも今までなら治りきる前に、翌月の生理前にまたニキビができていたのが、現在はニキビの治癒が圧倒的に早い！　スキンケアの効果も出やすくなりました。ちなみに、ニキビ跡にできるシミのような色素沈着が治りきらない場合、その原因のひとつはカロリー不足にあります。ターンオーバーが遅くなっているからなのです。

肌は、上から「表皮」「真皮」「皮下組織」という3層に分かれています。私たちが普段スキンケアをしているのは、表皮の一番上の「角層」と呼ばれる部分。そして、肌細胞を生み出しているのが、表皮の一番下の「基底層」と呼ばれる部分です（※2）。

基底層は、毛細血管を通して真皮の血液から栄養を吸い上げ、肌細胞を生み出します。新しい肌細胞は、形を変えながら上へ上へと押し上げられ、角層へたどり着くと自然にはがれ落ちます。これが「ターンオーバー」といわれる、肌の新陳代謝です。

このターンオーバーを促すには、肌の材料（栄養素）はもちろん、**十分な摂取カロリーが必要不可欠**です。摂取カロリーが十分にあってこそ、ターンオーバーを体内で成り立たせることができるのです。

ちなみに、カロリー不足でターンオーバーが遅れると、肌表面には古い角質が残るので、乾燥やくすみの原因になります。また、紫外線などによって作られたメラニンがスムーズに排出されないので、シミが残りやすくもなってしまいます。

※2…肌の一番上の組織、「表皮」は左のような構造で、上から「角層」「顆粒《かりゅう》層」「有棘《ゆうきょく》層」「基底層」に分かれています。ターンオーバーは表皮の一番下の基底層から始まります。

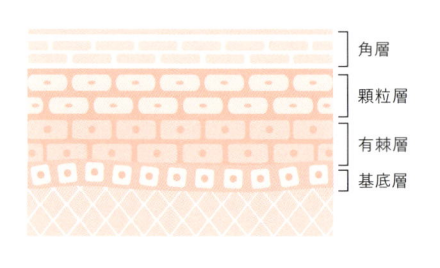

最近では、美容医療で美肌をキープすることがトレンドのようになっていますが、体の内側から本当の美肌を育みたいと思ったら、やはり「食事で必要なカロリーを摂ること」が必要です。特にお米を食べることで、カロリーを摂りやすくなり、PFCバランスも整ってきます。

でも、こうお伝えすると「炭水化物、つまり糖質をたくさん摂るということは、肌の糖化につながってしまうのでは……」と、不安を感じる方もいるのではないでしょうか？

「糖化」とは、体内でエネルギーに変えきれなかった余分な糖が、人体のたんぱく質と結びついて老化物質（AGEs）を作り出す現象をいいます（※3）。肌細胞が糖化すると、シミ・たるみといったエイジングサインにつながるので「糖質は控えなければ！」と考える女性は多いようです。

ですが、**必要な糖質を摂らないでいることは、逆に糖化しやすい状態を招いてしまう**といえます。

Memo

※3…このように体内で起こる内因性の糖化のほか、AGEsを含む食べ物（パンケーキ、焼き鳥など主に焼き目がついたもの）を摂ることによって起こる外因性の糖化もあります。AGEsは肌のほかに、脳、血管、骨など体じゅうに蓄積してその部分を劣化させることもあります。

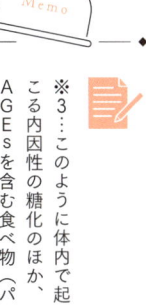

Part1でもお話ししたとおり、今の方のほとんどはカロリーが足りていないうえ、PFCバランスから見ても、たんぱく質・脂質の比重が高い状態になっています。こうした食生活が続けば、体は余分な脂肪を貯め、糖質をエネルギーに変えられなくなっていきます。つまり、食事で糖質を摂ってもエネルギーにならないので血中にあふれてしまうのです。

ですから、心配せずに炭水化物はぜひしっかり摂って「糖質を正常に代謝できる体」を目指しましょう。

また、**食事から摂った糖質がエネルギーとして肌へと届く優先度は低いというのも、覚えておきたいポイント**です。摂った糖質は「生命にとって重要な順」に回されるので、脳や心臓・肝臓・腎臓などの臓器の後に肌や髪・爪へ回ります（※4）。こうした意味でも、十分な量の炭水化物を摂る＝糖質を確保することは大切なのです。

※4…私が食事の改善をスタートしたばかりの頃は、食後の眠気に悩まされました。そこを乗り越えると、仕事の集中力が高まり効率も上がります！　体力やホルモンバランスも安定するので、夕方の子どもへの接し方も穏やかになり、家庭も安泰です。イライラの原因は空腹だとわかるので、お腹がすいているときは「二次災害」を防ぐためにも、子どもにはあえて私に近づかないように注意喚起することもあります（笑）。

”脂質の摂りすぎは肌の乾燥を加速させる“

美肌を育むには「適切なカロリーを摂ること」「糖質の代謝ができる体に変えていくこと」が大切だと、覚えていただけましたか？

プラス、**肌の「うるおい」をキープするために意識していただきたいのは、脂質を摂りすぎないこと**です。

肌のうるおいは、水分と油分の両方で作られています。そこで関わってくるのが、炭水化物と脂質を食べる量のバランスです。炭水化物をきちんと食べていると、肌の水分量（※1）を保ちやすくなる一方、脂質が過剰になると次のようなことが起きてしまいます。

●皮脂分泌が過剰になる

脂質過剰になると皮脂分泌量が増え、ニキビの原因である「アク

Memo

※1…米や小麦には植物性セラミドが含まれているため、炭水化物の摂取量が適切に保たれていると「経皮水分蒸散量」を抑えられるとされます。加えて、経皮水分蒸散量にはビタミンB1や野菜摂取量など他の栄養素との関連も示唆されています。炭水化物の適切な摂取はもちろん、栄養バランスのよい食事が美肌にとって重要であるということですね。

永井成美ほか（2010）『若年女性の肌状態と栄養素等摂取，代謝，自律神経活動の関連』日本栄養食糧学会誌63（6）p.263-270

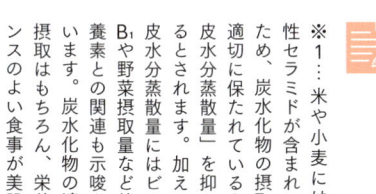

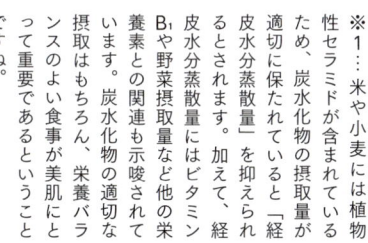

ネ菌」のエサを増やすことになります。

●肌の水分量が減る

脂質過剰になり、オメガ6系脂肪酸とオメガ3系脂肪酸のバランスが崩れると肌の水分が蒸発しやすくなる可能性があるといわれています(※2)。こうなると、油分だけが増えて水分は減るので「乾燥しているのにベタつく」というインナードライ肌になってしまいます。

ちなみに、脂質は「酸化」という老化現象にもつながっています。酸化とは、体内で増えすぎた「活性酸素」が細胞を傷つけることをいいますが、酸化した油(※3)や、油が酸化している食べ物を摂ると、活性酸素がより多く発生するといわれます。体内の酸化は、もちろん肌の老化にもつながってしまうので、併せて注意したいポイントです。

※2…高岡素子ほか(2008)「食生活が肌の状態に及ぼす影響」『日本食生活学会誌』19(1)p.44-49

※3…調理油を選ぶ際は、酸化しにくいオリーブオイルやココナッツオイルがおすすめです。

”エイジングケアの要はビタミンDです“

乾燥、ニキビなど肌のお悩みにはいろいろありますが、年齢を重ねると気になってくるのが「たるみ」です。

たるみが出てくる原因のひとつは、真皮のコラーゲンにあります。真皮の大部分は、丈夫な繊維のようなコラーゲンで構成されています。このコラーゲンが、加齢によって劣化したり減ったりすることで、肌のハリが失われてたるみにつながってしまうことは、すでにご存じの方も多いでしょう。

ですが、**たるみにはもうひとつ「骨の減少」という原因もあります**。

人間の骨密度（骨量）は20歳頃がピークで、その後は徐々に減っていきます。つまり、肌を支える土台となる、顔の骨も減ってくるの

Memo

です（※1）。

たとえば、眼球が入っている「眼窩《がんか》」が広がると、目の下のたるみが目立ったり、目が落ちくぼんだりするようになります。また、頬骨が減って細くなると頬がたるみ、下顎の骨が減るとフェイスラインやあごがたるみ……というように、顔の骨が減るほどたるみも目立ってくるということになります。

特に女性は、40歳を過ぎた頃から閉経に向けて、骨が減るスピードが加速します。その理由は、女性ホルモンの「エストロゲン」が減っていくためです。

骨では常に新陳代謝が行われていて、「壊す・作る」というサイクルが繰り返されています。エストロゲンは「壊す・作る」のバランスを取っていますが（※2）、加齢につれてエストロゲンが減ることによって、骨量が減少すると考えられています。その結果、骨がスカスカになる「骨粗しょう症」になったりするのです。

ちなみに、まだ閉経を迎えていない女性でも、生理不順の方は

※1…肌だけをいくら丁寧にケアしても不十分。特に、骨までまとめてケアするにはやはり食事改善が不可欠です。肌は血液から栄養を受け取り、細胞分裂を繰り返して育っていきます。骨のケアまで意識して体の機能から底上げするインナーケアを身につけることができれば、スキンケアの効果を最大限に実感できますよ。

※2…エストロゲンは、骨が壊されすぎるのを抑え、骨の形成を促すことで、代謝バランスを調節しています。

エストロゲンの分泌が不安定なので、注意が必要です。

そこで、普段の食事では「骨を減らさない」ことも心がけましょう。骨の生成に役立つ栄養素は、ビタミンDです。骨といえばカルシウムが思い浮かびますが、食事から摂ったカルシウムの吸収を助ける働きをするのがビタミンDで、不足するとカルシウムの吸収効率は下がってしまいます。

そこでおすすめは、ビタミンDを多く含む食べ物とカルシウムを一緒に摂ることです（※3）。私の場合は毎日魚を摂るほか、カルシウムとビタミンDを一緒に摂れる牛乳も、1日にコップ1杯程度は飲むようにしています。

また、ビタミンDは紫外線に当たることでも作られます。紫外線対策を厳重にしている方も、なるべく1日30分（※4）ほどは陽の光を浴びられるようにしていきたいですね。

ところで、たるみ防止のために、コラーゲンドリンクやたんぱく質を意識して摂っている方は多いのではないでしょうか？

Memo

※3…ビタミンDを多く含む食品は、さけ、さんま、きくらげ、干ししいたけなど。カルシウムを多く含む食品は、ヨーグルト、小松菜、小魚など。一緒に摂って骨量をキープしましょう。

※4…季節や地域によって、適した時間は異なります。過度な日焼けに注意しましょう。

コラーゲンやたんぱく質に意味がないわけではありませんが、それればかりをたくさん摂っても、肌への効果は期待できません。というのは、口から摂取したコラーゲンやたんぱく質は胃で消化され、アミノ酸に分解されて吸収されるので、直接コラーゲンとして肌に吸収されるわけではないからです。

単にコラーゲンやたんぱく質ばかりを摂っても、吸収しきれず排出されて無駄になってしまいます（※5）。そればかりか、たんぱく質食材の多くは脂質を含むため、脂質過剰につながることもあります。**そもそもエネルギー不足だと、食事から摂ったたんぱく質を分解することも、それを全身へ運ぶこともできません。**

ですから、繰り返しになりますが、必要なカロリーをきちんと摂ること、そしてまんべんなくいろいろなものを食べることが、肌にとっても最もよい食事ということになります。

※5…美肌を育むには、体内でのコラーゲン生成に必要なビタミンA、ビタミンC、鉄分などたんぱく質の分解・合成に関わるビタミンB6など多様な栄養素を一緒に摂る必要があります。また、肌細胞を作るエネルギーとなるカロリー摂取も大切です。

おわりに
— epilogue —

多くの女性と同じように、
私もかつては「太りたくないな」と思っていたものです。
でも、個別やグループでの栄養指導・美容指導の活動をしながら
2人の子どもを育てている今は、すっかりマインドが変わりました。
人間の体のメカニズムを学ぶと、
栄養バランスと摂取カロリーがいかに大切かよくわかります。
それに、子どもや大切な人たちを守るには自分がすこやかでいなければなりません。
ですから「目に見えやすい簡単・最短みたいな文言の情報や、摂取カロリーに
縛られすぎて惑わされてはいけない！」と、心から思うようになったのです。

太りたくない、太ってはいけないという抵抗があると、
「食事は少ないほうがいい」
「カロリーは控えたほうがいい」

といったように、誤った食生活を送ってしまいがちです。
本書は、そうした方にとってマインドチェンジのきっかけになれば、
という願いも込めて作りました。

まず、空っぽになりかけている体を満たしてあげてください。
そこから初めて、本当の「キレイ」が始まります。
理想のボディラインなら、体がしっかり満たされてから
ワークアウトで作っていけばいいのです。
体重計の数字に振り回されるのはもうやめましょう。
今ある不調は、体からのＳＯＳです！

本書でお伝えした私の食事術が、皆さんの将来まで続く
「キレイ」に役立ちますことを、心から願っています。

みわ

著者 / みわ

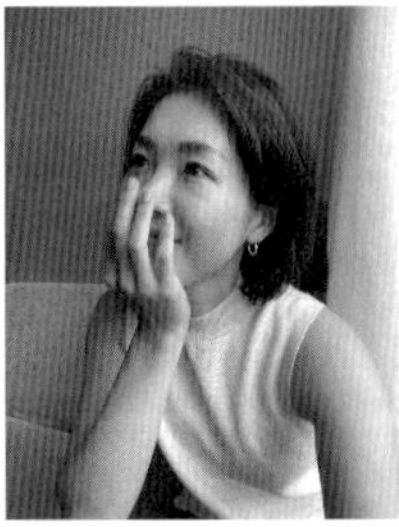

臨床栄養医学指導士。美容栄養インストラクター・某大手ビューティーディレクター。美容部員の仕事をするなかで、肌の不調を治すには体質改善が重要だと感じ、インナービューティに関心をもつように。自身の子どものアトピーをきっかけに、本格的に体と食の関わりについて勉強を始める。美肌×栄養をテーマとしたInstagramが注目を集め、SNS総フォロワー数は8万人を超える（2024年10月16日時点）。女性に向けた栄養セミナー・資格講座では、「体や肌の調子がよくなった」という声が続出している。

Instagram @miwa_beauty_care
YouTube https://www.youtube.com/@miwa.beauty.care0610

食《しょく》事《じ》を変《か》えれば今《いま》よりキレイになれる

手《て》抜《ぬ》きでも体《からだ》が整《ととの》い、美《び》肌《はだ》になる食《しょく》事《じ》術《じゅつ》

2024年12月20日　初版発行

著者　みわ
発行者　山下 直久
発行　株式会社KADOKAWA
〒102-8177 東京都千代田区富士見2-13-3
電話 0570-002-301（ナビダイヤル）
印刷所　TOPPANクロレ株式会社
製本所　TOPPANクロレ株式会社

● お問い合わせ
https://www.kadokawa.co.jp/（「お問い合わせ」へお進みください）
※内容によっては、お答えできない場合があります。
※サポートは日本国内のみとさせていただきます。
※Japanese text only

定価はカバーに表示してあります。

ISBN978-4-04-607240-5 C0077